刮痧

健体祛病大全书

李志刚 主编

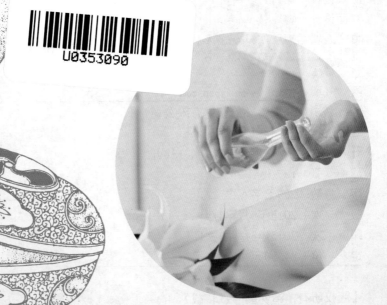

新疆人民出版总社
新疆人民卫生出版社

图书在版编目（CIP）数据

刮痧健体祛病大全书/李志刚主编. ——乌鲁木齐：
新疆人民卫生出版社，2015.5
ISBN 978-7-5372-6116-6

Ⅰ.①刮… Ⅱ.①李… Ⅲ.①刮搓疗法 Ⅳ.
①R244.4

中国版本图书馆CIP数据核字(2015)第048905号

刮痧健体祛病大全书
GUASHA JIANTI QUBING DAQUAN SHU

出版发行	新疆人民出版总社 新疆人民卫生出版社	
策划编辑	江 娜　林辉时	
责任编辑	王利生	
版式设计	谢丹丹	
封面设计	曹 莹	
地　　址	新疆乌鲁木齐市龙泉街196号	
电　　话	0991-2824446	
邮　　编	830004	
网　　址	http://www.xjpsp.com	
印　　刷	深圳市彩美印刷有限公司	
经　　销	全国新华书店	
开　　本	173毫米×243毫米　16开	
印　　张	12	
字　　数	200千字	
版　　次	2015年5月第1版	
印　　次	2015年5月第1次印刷	
定　　价	24.80元	

刮痧是中国民间古老的传统疗法，千百年来，在民间流传甚广，为广大民众的健康带来了很大的福音。近年来，经过医学界广泛深入的探索、研究和临床实践，证实了刮痧疗法对人体多种急慢性疾病均有立竿见影的效果。

刮痧的源头可追溯到旧石器时代。远古时候，当人们患病时，不经意间会用手或石片在身上抚摩、捶击，结果竟然能使病症得到缓解。时间一长，自然就形成了砭石治病法，这就是"刮痧"的雏形。刮痧在古代又称"刮治"，到清代被命名为"刮痧"，一直沿用至今。

治病要治本，寻水要寻源。中医认为，疾病的根源在于我们吸收了太多的毒素，这些毒素在反复的吸收过程中进入血液，血液便受到污染。污染的血液流进五脏六腑的任何一脏一腑，相应的部分都会出现不同的反应。只要我们掌握了净化血液的方法——刮痧，便可随时随地将身体里的血毒清除出去，保证身体健康无恙。刮痧一般是用光滑的硬物器具或刮痧板等工具，在人体皮肤的特定部位进行反复摩擦等一系列良性的物理刺激，通过刮拭经络，造成皮肤表面瘀血点、瘀血斑或点状出血，从而改善局部气血循环，达到祛除邪气、活血散瘀、舒筋理气、清热解毒、开窍益神等功效。

很多人认为，刮痧会造成毛细血管的破裂和损伤。其实，刮痧只是将人体黏附在微血管的瘀血毒素排出血管，然后经过全身的循环、代谢，将刮出的毒素从皮肤、尿液排出，以保持血管畅通，从而达到气血正常运行。比如：感冒发热后，刮拭肌肤就会出痧，一但感冒好了，痧也会随之消失。

本书共分为三大部分，分别是经络刮痧基础课、刮痧疗法、刮痧治病。采用的是读者易读、易学、易懂的图解形式。阅读时，读者可以一边读文字一边对照旁边的图解。文字流畅优美、论述清晰，图片写实详尽，完整展现了刮痧的手法、技巧、穴位的准确位置，为读者阅读理解，掌握刮痧疗法提供诸多便利，同时亦可为读者节省不少宝贵的时间。

刮痧疗法纯属自然疗法，最大的特点是简便易学，一学就会，一看就懂，一用就灵。本书通俗易懂、严谨科学，希望能为您和家人的健康保驾护航。

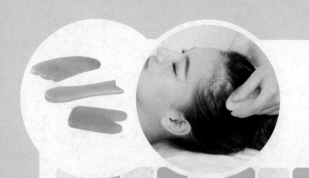

{目录 Contents}

第一章 经络刮痧基础课——教您做最好的刮痧师

第二章 刮痧养生——防病保健康

成人保健

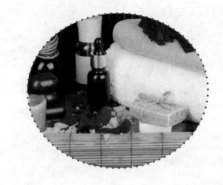

第三章 131种疾病的刮痧疗法——痧出病自除

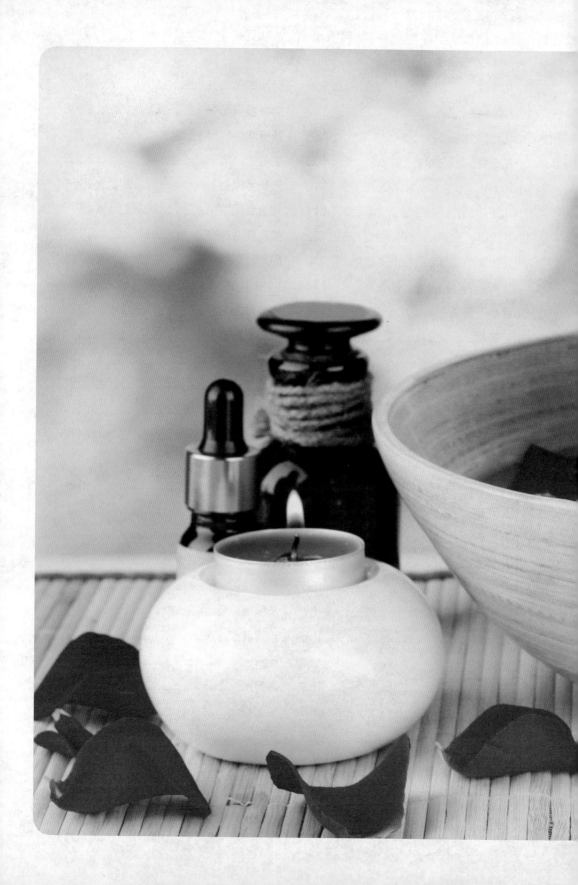

刮痧疗法是中国传统医学的重要组成部分，它以中医的脏腑经络学说为理论基础，博采针灸、按摩、拔罐等中国传统非药物疗法之长，治疗方法极具特色而又自成体系，堪称中国传统医学的瑰宝。刮痧疗法独有的祛瘀生新、排毒养生功效能让人们轻松养出一副好身体。所以，为家人刮痧，让他们拥有健康幸福的生活是每个人的心愿，也是每个人都乐意为之的事。

第一章

经络刮痧基础课

——教您做最好的刮痧师

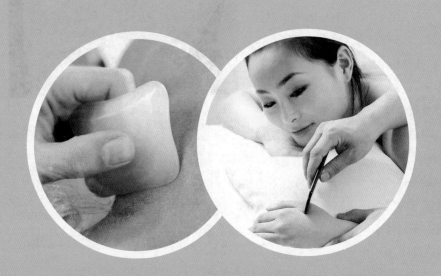

{ 经络 的奥秘 }

经络系统就像是个如环无端的水系，有宽阔的大河，也有狭窄的支流，更有许多数不清的小溪。这些水系看似纷繁复杂，其实它们井然有序，环绕着五个岛屿不停地流动。对于人类而言，经络就是生命之河，就是我们的母亲河，流淌着我们生命所需的精气。

按照中医的解释，经络分别指的是两种系统，其中大的为经，它就好比是人体内的环路，广泛地连接着人体内的重要部位；小的叫络，就如同主路旁的辅路，既是对主路的补充，又能够增加细微之处的联系。其中经脉系统又包括十二经脉，也就是十二正经，还有奇经八脉，以及附属于十二经脉的十二经别、十二经筋、十二皮部。其中最主要的就是十二经脉和奇经八脉中的任脉和督脉了。络脉系统包括十五络脉，以及难以计数的浮络、孙络等。十二经脉里的气血就好像是江河里的水在不停地流动着，而奇经八脉就好像是湖泊和水库，有着调节十二经脉气血的作用。当十二经脉的气血量多的时候，就会渗灌到奇经八脉中。要是十二经脉的气血不足的话，奇经八脉中的气血又会流到十二经脉中。

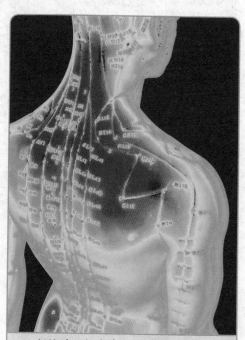

经络的运行使营卫之气密布全身，在内调五脏六腑，在外抗御病邪、保卫机体。

气血就是在这些主干和分支上进行着有机的往复循行。一旦经络出现了问题，不通畅了，身体里面的气血便会出现堵塞，再严重的话，整个气血交通也就瘫痪了，这样的话，疾病也就在人体中产生了。所以平时我们一定要保证这些道路的通畅，只有这样才能保证机体的健康。

{简便} 穴位定位法，教您轻松找准穴位

使用经络穴位是一项技术活，也可以说是一把双刃剑，如果找对了穴位，再加上适当的手法，便可以益寿延年，如果在一窍不通或是一知半解的情况下胡乱摆弄，则往往会弄巧成拙。所以，在进行刮痧之前，一定要学会一些取穴的技巧和方法，以达事半功倍的效果。

1. 手指度量法

利用手指作为量取穴的尺度，中医称为"同身寸"。"同身寸"与日常生活中所用的长度单位"寸"不是同一概念，千万不能与之混淆。由于骨节长短不一，所以即使两人同时各测得1寸长度，但是实际距离也会不一样。

1寸：大拇指横宽。1.5寸：食指和中指二指指幅横宽。2寸：食指、中指和无名指三指指幅横宽。3寸：食指、中指、无名指和小指四指指幅横宽。

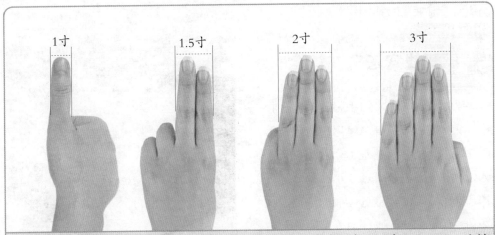

"同身寸"只适用于自己身上，不能用自己的"同身寸"在别人身上找穴位，这样做是找不准穴位的。

2. 身体度量法

利用身体及线条的部位作为简单的参考度量，如眉间（印堂穴）到前发际正中为3直寸。

3. 标志参照法

固定标志：常见判别穴位的标志有眉毛、乳头、指甲、趾甲、脚踝等。如：神阙位于腹部脐中央；膻中位于两乳头中间。

动作标志：需要作出相应的动作姿势才能显现的标志，如张口取耳屏前凹陷处即为听宫穴。

4. 骨度分寸法

始见于《灵枢·骨度》篇。它将人体的各个部位分别规定其折算长度，作为量取腧穴的标准。如前后发际间为12寸；两乳间为8寸；胸骨体下缘至脐中为8寸；脐孔至耻骨联合上缘为5寸；肩胛骨内缘至背正中线为3寸；腋前（后）横纹至肘横纹为9寸；肘横纹至腕横纹为12寸；股骨大粗隆（大转子）至膝中为19寸；膝中至外踝尖为16寸；胫骨内侧髁下缘至内踝尖为13寸。

5. 感知找穴法

身体感到异常，用手指压一压，捏一捏，摸一摸，如果有痛痒感或有硬结等，或和周围皮肤有温度差（如发凉发烫），或皮肤出现黑痣、斑点，那么那个地方就是所要找的穴位。感觉疼痛的部位，或者按压时有酸、麻、胀、痛等感觉的部位，可以作为阿是穴治疗。阿是穴一般在病变部位附近，也可在距离病变部位较远的地方。

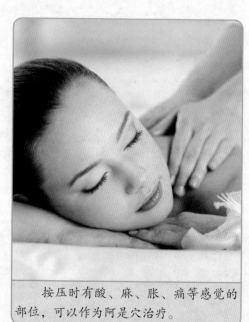

按压时有酸、麻、胀、痛等感觉的部位，可以作为阿是穴治疗。

{刮痧 的保健治疗作用}

刮痧是以中医脏腑经络学说为理论指导，集针灸、按摩、点穴、拔罐等非药物疗法之所长，用水牛角为材料做成刮痧板，配合香蔓刮痧疏导油进行操作的一种自然疗法，对人体有活血化瘀、调整阴阳、舒筋通络、调整信息、排除毒素等作用。

1. 预防保健作用

刮痧疗法的作用部位是体表皮肤，皮肤是机体暴露于外的最表浅部分，直接接触外界，且对外界气候环境等变化起适应与防卫作用。皮肤之所以具有这些功能，主要依靠机体内卫气的作用，卫气调和，则"皮肤调柔，腠理致密"。健康人常做刮痧（如取背俞穴、足三里穴等）可增强卫气。卫气强则护表能力强，外邪不易侵表，机体自可安康。若外邪侵表，出现恶寒、发热、鼻塞、流涕等表证，及时刮痧（如取肺俞穴、中府穴等）可将表邪及时祛除，以免表邪侵入五脏六腑而生大病。

2. 治疗作用

刮痧疗法的治病作用可表现在以下方面：

（1）**活血化瘀**。刮痧可调节肌肉的收缩和舒张，使组织间压力得到调节，以促进刮拭组织周围的血液循环，增加组织流量，从而起到活血化瘀、祛瘀生新的作用。

（2）**调整阴阳**。刮痧可以改善和调整脏腑功能，使脏腑阴阳得到平衡。如肠道蠕动亢进者，在腹部和背部等处使用刮痧手法可使亢进者受到抑制而恢复正常；反之，肠道蠕动功能减退者，则可促进其蠕动，恢复

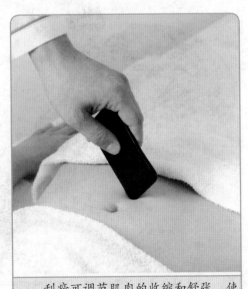

刮痧可调节肌肉的收缩和舒张，使组织间压力得到调节。

正常。

（3）**舒筋通络**。刮痧可以放松紧张的肌肉，消除肌肉疼痛，这两方面的作用是相通的：消除了疼痛病灶，肌肉紧张也就消除了；如果使紧张的肌肉得以松弛，则疼痛和压迫症状也可以明显减轻或消失，同时有利于病灶修复。

（4）**信息调整**。人体的各个脏器都有其特定的生物信息（各脏器的固有频率及生物电等），当脏器发生病变时，有关的生物信息就会发生变化，而脏器生物信息的改变可影响整个系统乃至全身的机能平衡。而刮痧疗法就可以通过刺激体表的特定部位，产生一定的生物信息，通过信息传递系统输入到有关脏器，对失常的生物信息加以调整，从而对病变脏器起到调整作用。

（5）**排除毒素**。刮痧过程可使局部组织形成高度充血，血管神经受到刺激使血管扩张，血流及淋巴液增快，吞噬作用及搬运力量加强，使体内废物、毒素加速排除，组织细胞得到营养，从而使血液得到净化，增强全身抵抗力，进而减轻病势，促进康复。

（6）**行气活血**。气血通过经络系统的传输对人体起着濡养、温煦等作用。刮痧作用于肌表，可以使经络通畅、气血通达，则瘀血化散，局部疼痛得以减轻或消失。

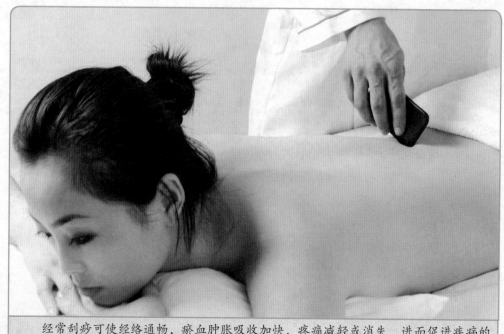

经常刮痧可使经络通畅，瘀血肿胀吸收加快，疼痛减轻或消失，进而促进疾病的早日康复。

{ 刮痧 保健的必备器具 }

古代常用汤勺、铜钱等作为刮痧板，用芝麻油、水等作为刮痧的润滑剂，这些器具虽然取材方便，但对有些穴位却达不到有效的按压刺激，还会增加痛感。现代刮痧多选用专业刮痧工具，与身体解剖形态完美契合，刮拭效果好而且能最大限度地保护皮肤，减轻疼痛。

1. 刮痧板

刮痧板是刮痧的主要器具。水牛角味辛、咸，性寒。辛可发散行气、活血润养；咸能软坚润下；寒能清热解毒，具有发散行气、清热解毒、活血化瘀的作用。玉性味甘平，入肺经，润心肺、清肺热。据《本草纲目》介绍：玉具有清音哑、止烦渴、定虚喘、安神明、滋养五脏六腑的作用，是具有清纯之气的良药，可避秽浊之病气。玉石含有人体所需的多种微量元素，有滋阴清热、养神宁志、健身祛病的作用。

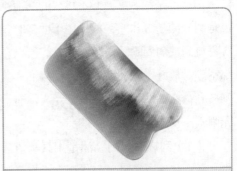

利用刮痧器具刮拭经络穴位，可使经络穴位处充血，改善局部微循环。

水牛角及玉质刮痧板均有助于行气活血、疏通经络且没有副作用。下面介绍几种特殊的刮痧板。

美容刮痧玉板

美容刮痧玉板四个边形状均不同，其边角的弯曲弧度是根据面部不同部位的曲线设计的。短弧边适合刮拭额头，长弧边适合刮拭面颊，两角部适合刮拭下颌、鼻梁部位及眼周穴位。

全息经络刮痧板

全息经络刮痧板为长方形，边缘光滑，四角钝圆。刮板的长边用于刮拭人体平坦部位的全息穴区和经络穴位；一侧短边为对称的两个半圆角，其两角除适用于人体凹陷部位刮拭外，更适合做脊椎部位及头部全息穴区的刮拭。

多功能全息经络刮痧板梳

长边和两角部可以用来刮拭身体平坦部位和凹陷部位，另一边粗厚的梳齿便于梳理头部的经穴，既能使用一定的按压力，又不伤及头部皮肤。

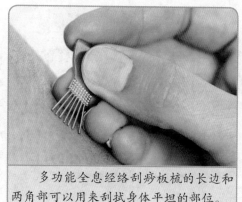

多功能全息经络刮痧板梳的长边和两角部可以用来刮拭身体平坦的部位。

②. 专业刮痧油和美容刮痧乳

刮痧油是刮痧疗养必不可少的润滑剂，但是刮痧油是液体的，如果用于面部时，很容易流到或滴到眼睛里和脖颈处，所以在面部刮痧时最好用美容刮痧乳。刮痧油和美容刮痧乳含有药性平和的中药，对人体有益而无刺激性及副作用。

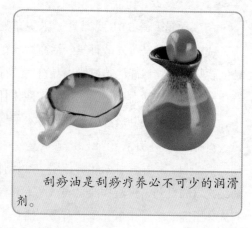

刮痧油是刮痧疗养必不可少的润滑剂。

（1）**刮痧油**。刮痧油是用具有清热解毒、活血化瘀、消炎镇痛作用而没有毒副作用的中药与渗透性强、润滑性好的植物油加工而成。刮痧时涂以刮痧油不但能减轻疼痛、加速病邪外排，还可保护皮肤、预防感染，使刮痧安全有效。

（2）**美容刮痧乳**。美容刮痧乳具有清热解毒、活血化瘀、消炎镇痛、养颜消斑、滋养皮肤的功效。

③. 毛巾和纸巾

刮拭前清洁皮肤要选用清洁卫生、质地柔软，对皮肤无刺激、无伤害的天然纤维织物。刮拭后可用毛巾或柔软的清洁纸巾擦拭油渍。

{潜心领悟 刮痧运板方法}

正确的拿板方法是把刮痧板的长边横靠在手掌心，大拇指和其他四个手指分别握住刮痧板的两边，刮痧时用手掌心的部位向下按压。单向刮拭，不要来回刮。刮痧板与皮肤表面的夹角一般为30°～60°，这个角度可以减轻刮痧过程中的疼痛，增加舒适感。

1. 角刮法

单角刮法是将单刮痧板的一个角朝刮拭方向倾斜45°，在穴位处自上而下刮拭。双角刮法以刮痧板凹槽处对准脊椎棘突，凹槽两侧的双角放在脊椎棘突和两侧刺突之间的部位，刮痧板向下倾斜45°，自上而下刮拭。用于脊椎部。

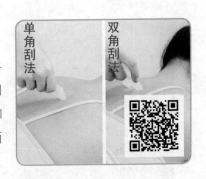

2. 面刮法

将刮痧板的一半长边或整个长边接触皮肤，刮痧板向刮拭的方向倾斜30°～60°，自上而下或从内到外均匀地向同一方向直线刮拭。

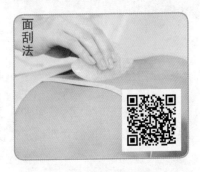

3. 平刮法

操作方法与面刮法相似，只是刮痧板向刮拭的方向倾斜的角度小于15°，向下的按压力大。适用于身体敏感的部位。

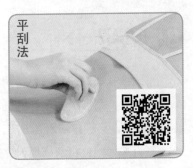

4. 推刮法

操作方法与面刮法类似，刮痧板向刮拭方向倾斜的角度小于45°，刮拭速度慢，按压力大，每次刮拭的长度要短。

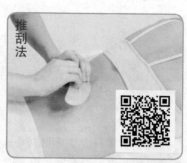

5. 立刮法

将刮痧板与穴位区呈90°垂直，刮痧板始终不离开皮肤，并施以一定的压力，做短距离前后或左右摩擦刮拭。

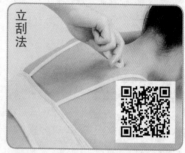

6. 揉刮法

以刮痧板整个长边或一半长边接触皮肤，刮痧板与皮肤的夹角小于15°，均匀、缓慢、柔和地作弧形旋转刮拭。

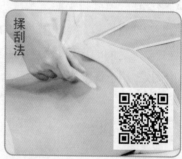

7. 点刮法

将刮痧板角部与穴位呈90°垂直，向下按压，由轻到重，按压片刻后立即抬起，使肌肉复原。多次重复，手法连贯。

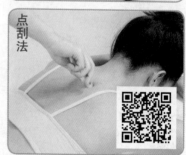

8. 按揉法

平面按揉法：使刮痧板的角部与皮肤所成的角度小于20°，将刮痧板按压在穴位上，做柔和、缓慢的旋转运动，刮痧板角部始终不离开接触的皮肤。

垂直按揉法：将刮痧板与皮肤呈90°，按压在穴位上，其余同平面按揉法。

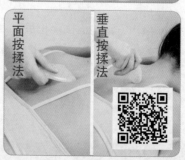

{刮痧 补泻手法有讲究}

刮痧疗法的补泻作用，取决于操作力量的轻重、速度的急缓、时间的长短、刮拭的方向以及作用的部位等诸多因素，而上述动作的完成都是依靠手法的技巧来实现的。只有手法运用巧妙，才能充分发挥刮痧的治疗作用，收到事半功倍的疗效。

"虚者补之，实者泻之"，这是中医治疗的基本法则之一。补和泻是治疗上的两个重要原则。"补"，主要用于治疗虚证；"泻"，主要用于治疗实证。从表面上看，刮痧疗法虽无直接补泻物质进入或排出机体，但依靠手法在体表一定部位的刺激，可起到促进机体功能或抑制其亢进的作用，这些作用属于补和泻的范畴。

1. 刮痧补法

刮拭按压力小，速度慢，每一板的刺激时间较长，辅以具有补益及强壮功能的穴、区、带，能使人体正气得以鼓舞，使低下的功能恢复旺盛，临床常用于年老、久病、体虚或形体瘦弱之虚证及对疼痛特别敏感的患者。

2. 刮痧泻法

泻法是运板压力大、板速快、每一板的刺激时间短，能疏泄病邪、使亢进的功能恢复正常的运板法，临床常用于年轻体壮、新病体实、急病患者。当出现某种功能异常或亢进之症候，如肌肉痉挛、抽搐、神经过敏、疼痛、热证、实证等时，以泻法运板刮之，可使之缓解，恢复正常功能。

3. 刮痧平补平泻法

是补和泻手法的结合，按压力适中，速度不快不慢，刮拭时间也介于补法和泻法之间的一种通调经络气血的刮痧运板法，是刮痧临证时最常用的运板法。适用于虚实兼见证的治疗和正常人保健。

{掌握 技巧和要领，提升刮痧效果}

刮痧疗法中按压力和刮痧的角度决定刮痧治疗的效果，而速度的快慢和刮痧的时间决定刮痧的舒适感。所以，刮痧的时候要注意一下要领和技巧。以下介绍的刮痧要领和技巧在具体的刮痧治疗过程中非常实用。

1. 刮拭角度

刮拭角度以有利于减轻被刮拭者的疼痛感和方便刮拭者刮拭为原则。当刮痧板与刮拭方向的角度大于45°时，会增加疼痛感，所以刮拭角度应小于45°。在疼痛敏感的部位，最好小于15°。

2. 按压力

刮拭过程中要始终保持一定按压力，若只在皮肤表面摩擦，不但没有治疗效果，还会形成表皮水肿。但按压力也不是越大越好，要根据具体体质、病情和局部解剖结构（骨骼凸起部位、皮下脂肪少的部位、脏器所在处，按压力应适当减轻）区别对待。用重力刮痧时，需逐渐加大按压力，使身体适应，以减轻疼痛。

3. 刮拭速度

刮拭速度应平稳、均匀，不要忽快忽慢。疼痛感与刮拭速度有关，刮拭速度越快，疼痛感越重；速度越慢，疼痛感越轻。

4. 刮拭长度

一般以穴位为中心，刮拭总长度为8～15厘米，以大于穴区范围为原则。如果需要刮拭的经脉较长，可分段刮拭。

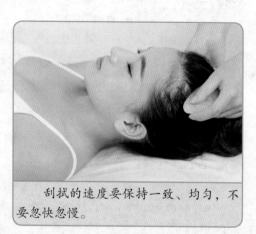

刮拭的速度要保持一致、均匀，不要忽快忽慢。

{ 刮痧 时要注意的重要细节 }

刮痧治病时，皮肤局部汗孔开泄，会出现不同形色的痧，病邪、病气随之外排，同时人体正气也会有少量消耗。所以，刮痧的时候要注意一些小的细节，从细节处保护好身体免受伤害。

1. 避风和注意保暖很重要

刮痧时皮肤汗孔处于开放状态，如遇风寒之邪，邪气会直接进入体内，不但影响刮痧的疗效，还会引发新的疾病。所以刮痧半小时后才能到室外活动。

2. 刮完痧后要喝一杯热水

刮痧使汗孔开放，邪气排出，会消耗部分体内津液，刮痧后喝1杯热水，可补充水分，还可促进新陈代谢。

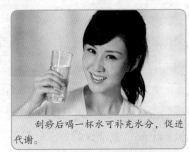

刮痧后喝一杯水可补充水分，促进代谢。

3. 刮痧结束3小时内不要洗澡

刮痧后毛孔都是张开的，所以要等毛孔闭合后再洗澡，以避免风寒之邪侵入体内。

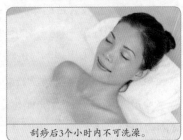

刮痧后3个小时内不可洗澡。

4. 不可一味追求出痧

刮痧时刮至毛孔清晰就能起到排毒的作用。有些部位是不能刮出痧的。此外，室温低也不易出痧，所以，刮拭的时候不要一味追求出痧，以免伤害到皮肤。

5. 每次治疗一种病，一周左右再进行下次

刮痧的时候要一次只治疗一种病，并且不可刮拭时间太长。不可连续大面积刮拭，以免损伤体内正气。原则上一次刮痧只治疗一种疾病；下一次刮痧应在5～7天后。

{不要大惊小怪——正确看待刮痧后反应}

在含有毒素的部位刮痧时，由于此处毛细血管的通透性紊乱，刮痧板的压力会使毛细血管破裂，血液就会向破裂的毛细血管渗出。这种渗出毛细血管外，存在于皮肤下组织间的含有毒素的血液就是痧。

刮痧治疗半小时左右，皮肤表面的痧会逐渐融合成片，深层的包块样痧逐渐消失，并逐渐由深部向体表扩散，而深部结节状痧消退比较缓慢。不论是哪一种痧，在刮拭12小时之后，皮肤的颜色均呈青紫色或青黑色。

刮痧后，皮肤毛孔微张，局部皮肤有热感，少数人自觉有寒凉之气排出，有的部位会出现颜色不同的痧象，有时候会在皮肤下深层部位触及大小不一的包块状痧，这些都属于刮痧后的正常痧象，正是这些痧象给你发出了身体不健康的信号。

刮出的痧一般5～7日即可消褪。痧消褪的时间与出痧的部位、痧的颜色和深浅（即疾病的病位、病性）有密切关系，胸背部、上肢、皮肤表面、颜色比较浅的痧消退较快，下肢、腹部、颜色深的痧以及皮肤深部的痧消退比较缓慢。阴经所出的痧一般较阳经消失缓慢，一般会延迟2周左右。

痧象的出现是一种正常的生理反应。一般有下面几种情况：

● 刮拭后，未出现明显的痧象或只有少量红点，这表明受术者无病。

● 痧象鲜红、呈玫瑰色、大面积，表明受术者体内血热或体内蕴热。

● 痧象鲜红并伴有痛痒感，表明受术者体内有风热。

● 痧象色暗或发紫，表明受术者体内气血瘀滞。

● 痧象发黑或呈黑紫色，天气寒冷时肌肤疼痛，表明体内多血瘀或风寒。

● 痧象在皮肤上出现不久，有少量液体分泌，表明受术者体内有湿气。

● 在刮痧过程中，痧象由深转淡、由暗转红，斑块由片变点，表明病情转轻，治疗有效。

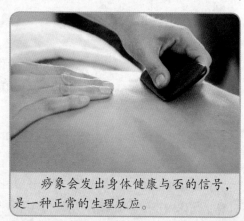

痧象会发出身体健康与否的信号，是一种正常的生理反应。

{教您 正确认识痧症现象}

痧症是一个专属于中医的词汇，西医里是没有痧症之说的。所谓痧，就是刮痧时在病人皮肤上出现的紫红颜色、类似细沙粒的点，人们根据出现的这些症状，给它取名叫痧症。

痧症不是一种独立的病，而是许多疾病在发展变化过程中，反映在体表皮肤的一种共性表现，故有"百病皆可发痧"之说。痧是许多疾病的共同征候，统称之为"痧症"。

痧症所包括的范围很广，现存中医古籍中，有关痧证的记载涉及内科、外科、妇科、儿科等多种疾病。《痧惊合璧》一书就介绍了40多种痧症，连附属的共计100多种。根据其所描述的症状分析："角弓反张痧"类似现代医学的破伤风；"坠肠痧"类似腹股沟斜疝；"产后痧"似指产后发热；"膨胀痧"类似腹水；"盘肠痧"类似肠梗阻；"头疯痧"类似偏头痛；"缩脚痈痧"类似急性阑尾炎等。此外民间还有所谓寒痧、热痧、暑痧、风痧、暗痧、闷痧、白毛痧、冲脑痧、吊脚痧、青筋痧等，名目繁多。

狭义上的痧症就是特指一种疾病。古人认为，痧证主要是内风、湿、火之气相搏而为病。天有八风之邪，地有湿热之气，人有饥饱劳逸。夏秋之际，风、湿、热三气盛，人若劳逸失度，则外邪侵袭肌肤，阳气不得宣通透泄，所以夏秋之际常发痧症。

痧症主要有两个特征：一是痧痕明显。刮痧后，皮肤很快会出现一条条痧痕和累累细痧（出血点），并且存留的时间较长；二是痧症多胀。所谓胀，就是痧症多出现头昏脑涨、胸部闷胀、全身酸胀等。

除具有上述两项特征以外，还有许多种病的症状是和痧症有关的。例如，由于高温引起的痧症——头昏脑涨、烦躁欲吐、全身疲倦、两眼发花；由于中暑引起的痧症——头晕心悸、恶心呕吐；由于急性肠炎引起的痧症——频繁呕吐、腹痛、腹泻；由于食物中毒引起的痧症——肚腹胀疼、发作急剧、呕吐、腹泻、四肢麻木，甚至因严重失水而引起腓肠肌痉挛，即俗话说的"转筋痧"；由于空气窒息引起的痧症——头昏脑涨、呼吸困难、恶心呕吐、面色青紫，甚至出现神志昏迷。从上述症状看来，中暑、急性肠炎、食物中毒，以及由于窒息引起的血液和组织严重缺氧以及中毒等病，都可用刮痧疗法治疗。

{ 认清 刮痧的适应证和禁忌证 }

现代刮痧从工具到理论都有了巨大变化，尤其是理论上选经配穴，辨证施术使其治疗范围大大拓宽。刮痧对于疼痛性疾病、脏腑神经失调的病症具有显著的疗效，但对于危重病人和比较复杂的疾病，则应该采用药物和其他手段来治疗。

1. 刮痧的最佳适应证

- ●刮痧可保健身体，预防疾病，延缓衰老。
- ●刮痧可治疗疼痛性疾病。比如，头痛、牙痛、各种神经痛、腰痛、腿痛、颈痛、肩痛等骨关节疾病。
- ●刮痧可治疗一些外感病。感冒发热、咳嗽气喘、肠胃病、食欲不振、糖尿病、乳腺增生、痛经、月经不调，以及各种神经血管失调的病症。

2. 刮痧的禁忌证

- ●严重心脑血管疾病者急性期、肝肾功能不全者禁止刮拭。体内有恶性肿瘤的部位，应避开肿瘤部位在其周边刮拭。
- ●有出血倾向的病症、严重贫血者禁止刮痧。
- ●女性在怀孕期间、月经期间禁止刮拭腰骶部。
- ●韧带、肌腱急性扭伤，及外科手术疤痕处，均应在3个月之后方可进行刮痧疗法。
- ●感染性皮肤患者、糖尿病患者皮肤破溃处、严重下肢静脉曲张局部禁止刮拭。

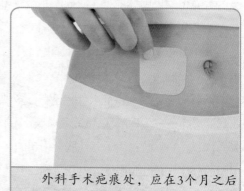

外科手术疤痕处，应在3个月之后方可进行刮痧疗法。

{ 十四经络 刮痧保健法 }

　　2500年前的《黄帝内经》对经络保养问题就有所提及，而古代医家皇甫谧则更注重经络的保养，他告诉人们要起居有常，做任何事情都要有节制。对现代人来说，要想保养经络使之畅通，达到养生治病的目的，除了做到以上几点外，还可以通过刮拭经络来实现。

1. 手太阴肺经刮拭线路

　　取桑枝一束，煎汁。然后把桑汁涂在手太阴肺经上。由中府、云门向少商方向划动，即由臂走手，以沿线侧出现红紫色痧点为度。可配用的刮痧药液由紫苏、杏仁为主的中药材组成。主治肺病，兼治鼻炎及大肠病。

2. 手阳明大肠经刮拭线路

　　取桑枝一束，煎汁后，将其涂在手阳明大肠经上，由手指商阳穴向上臂、上颈走迎香、禾髎穴。以沿线侧出现红紫色痧点为度。可配用的刮疹药液由辛夷、木香为主的中药材组成。主治大肠病、鼻炎等，兼治肺病。

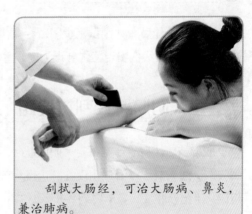

刮拭大肠经，可治大肠病、鼻炎，兼治肺病。

3. 手太阳小肠经刮拭线路

　　可采用淡竹叶一束，煎汁后刮拭手太阳小肠经，从手指少泽穴起逐渐刮上手臂，走肩上头，止于耳前的听宫、颧髎穴。以沿线侧出现红紫色痧点为度。可配用的刮痧药液由通草、黄连为主的中药材组成。主治小肠病、舌病，兼治心病。

4. 手少阳三焦经刮拭线路

取榆树枝煎汁后蘸汁刮拭手少阳三焦经，刮拭方向从手指关冲穴上行手臂至颈头部眼角处丝竹空穴。以沿线侧出现红紫色痧点为度。可配用的刮痧药液由菖蒲、栀子组成。主治三焦病，兼治心包病。

5. 足阳明胃经刮拭线路

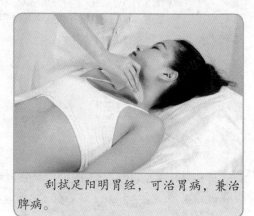

取枳树枝煎汁后蘸汁刮拭足阳明胃经。由头目部承泣穴下面径入缺盆，经胸腹下入到下肢脚趾厉兑为止。以沿线侧出现红紫痧点为度。可配用的药物刮痧液主要由白芷、苍术等中药材组成。主治胃病，兼治脾病。

刮拭足阳明胃经，可治胃病，兼治脾病。

6. 足少阴肾经刮拭线路

取柳枝煎汁后蘸汁刮拭足少阴肾经。由足涌泉向上经腿肚、大腿及胸腹部至胸中或中及俞府。以沿线侧出现紫红痧点为度。主治肾病，兼治耳病。

7. 足太阳膀胱经刮拭线路

取柳枝煎汁后蘸汁刮拭足太阳膀胱经。方向是由足趾至阴穴直上小腿、臂背，上行到头部至通天穴。以沿线出现红肿透斑为度。可配用的刮痧药液由萆薢、山药等中药材组成。主治膀胱病，兼治肾病。

8. 足太阴脾经刮拭线路

取枳树枝煎汁后蘸汁刮拭足太阴脾经，刮拭方向从隐白经上足背，上行腹胸直至腋前周荣、胸乡穴。刮至循经线红肿、出现痧点为止。可配用的药物刮痧液主要由白术、砂仁等中药材组成。主治脾病，兼治胃病。

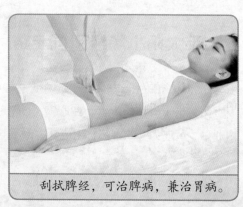

刮拭脾经，可治脾病，兼治胃病。

9. 手厥阴心包经刮拭线路

取榆树枝煎汁后蘸汁刮拭手厥阴心包经，刮痧方向由手指末端的中冲穴经上手臂入腋下。以循经两侧出现紫红色痧斑为度。配用的刮痧液由羊角、茯苓等中药材组成。主治手厥阴心包病，兼治手少阴三焦病。

10. 手少阴心经的刮拭线路

取竹叶杖煎水刮拭本经穴位。由手少冲穴刮至神门穴，经肘入腋窝。以循经两侧出现红肿为度。可配用的刮痧药液主要由连翘、淡竹叶组成。主治心脏病，兼治小肠病症。

11. 足少阳胆经的刮拭线路

取桃枝煎汁后蘸汁刮拭足少阳胆经。由头至脚。以循经两侧出现红色痧点为度。可配用的刮痧药液由茵陈、白芍组成。主治胆病，兼治肝病。

12. 足厥阴肝经刮拭线路

取桃枝煎汁后蘸汁刮拭足厥阴肝经。由脚趾端大敦上行至腹中为止。以循经线路出现红紫痧点为度。可配用的刮痧药液主要由柴胡、吴茱萸组成。主治肝病、眼病，兼治胆病。

13. 任脉刮拭线路

取桂枝嫩枝煎水后蘸汁，循经进行刮拭。刮拭方向是由上至下。以循经线路上起红色痧点为度。可配合的刮痧药液由干姜、附子组成。主治任脉病，兼治一切阴寒病。

14. 督脉刮拭线路

取槐树枝煎汁后蘸汁刮拭督脉。刮拭方向为由上至下，由百会下行至长强。以沿线侧出现红紫痧点为度。可配合的刮痧药液由川牛膝、泽泻组成。主治督脉病，兼治任脉病。

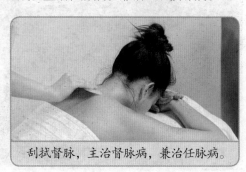

刮拭督脉，主治督脉病，兼治任脉病。

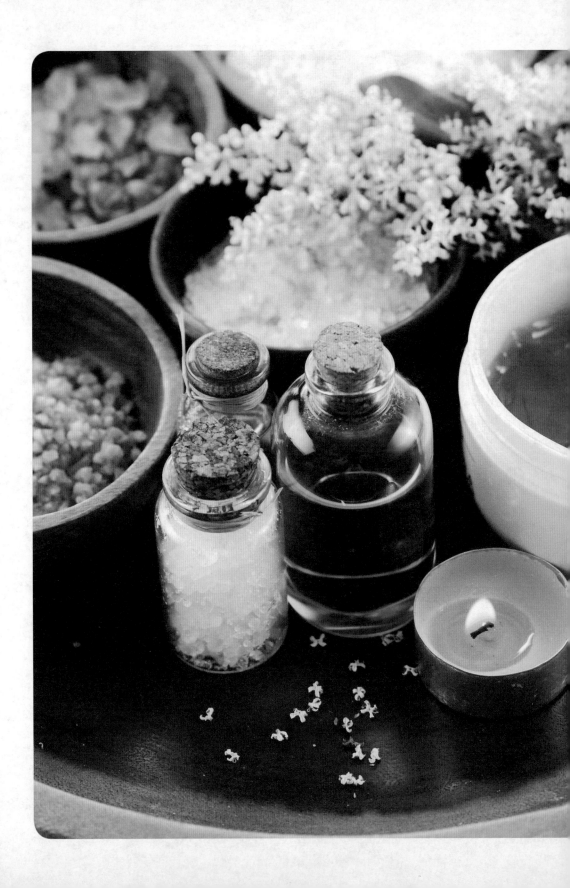

刮痧疗法是中国民间疗法的精华之一，也是祖国医学的重要组成部分。由于其具有简便易学、取材方便、操作简单、安全无副作用、疗效显著等特点，因此在民间广为流传，深受大众的喜爱。特别是在当今医疗费用居高不下，生活养生越来越受到关注的情况下，越来越多的家庭开始采用这种方法进行自我保健和养生。

第二章

刮痧养生

——防病保健康

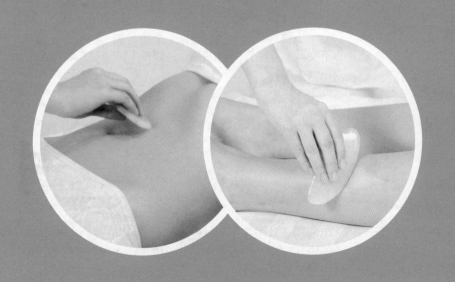

成人保健

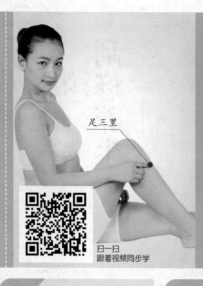

足三里

扫一扫
跟着视频同步学

健脾养胃

○脾胃虚弱是因脾虚或饮食不节、情志不畅、劳逸失调等引起脾的功能虚衰、不足的病证。使用刮痧疗法，可以增强脾运化食物、输布水液、统摄血液的作用，同时可加强肠胃的消化吸收能力。

穴位 特效穴位包括中脘、足三里、脾俞。再加上胃俞(见055页)、阴陵泉(见055页)、丰隆(见036页)、三阴交(见093页)效果会更佳。

1 首先刮这里 ▼ 中脘	2 其次刮这里 ▼ 足三里	3 最后刮这里 ▼ 脾俞

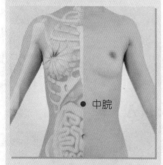
中脘

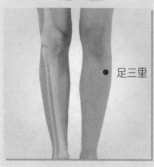
足三里

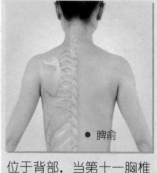
脾俞

位于上腹部，前正中线上，当脐中上4寸。

位于小腿前外侧，当犊鼻下3寸，距胫骨前缘一横指（中指）。

位于背部，当第十一胸椎棘突下，旁开1.5寸。

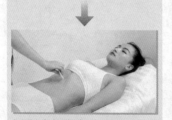

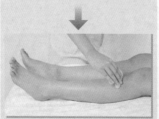

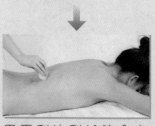

以刮痧板角部为着力点，从上往下，速度均匀地刮拭中脘穴30次，力度适中，可不出痧。

用面刮法从上往下刮拭足三里穴30次，力度适中，以皮肤潮红出痧为度。

用面刮法刮拭脾俞穴10～15遍，力度略重，以出痧为度。

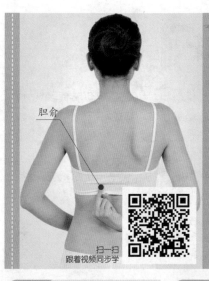

胆俞

扫一扫
跟着视频同步学

养心安神

○心神不安的症状有心悸易惊、健忘、失眠、精神恍惚、多梦、遗精、口舌生疮、大便燥结。使用静心安神刮痧疗法可以治疗阴虚而造成的心神不安，消除以上症状。

穴位　特效穴位包括安眠、胆俞、涌泉。再加上肝俞(见074页)效果会更佳。

成人保健

1 首先刮这里
安眠

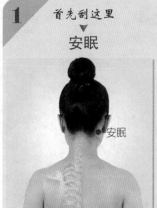

安眠

位于耳垂后的凹陷与枕骨下的凹陷连线的中点处。

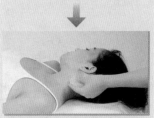

用刮痧板一角反复刮拭安眠穴30次，力度略重，以出痧为度。

2 其次刮这里
胆俞

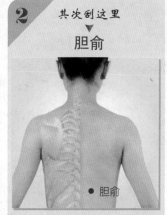

胆俞

位于背部，当第十胸椎棘突下，旁开1.5寸。

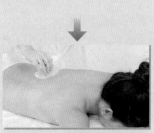

用刮痧板边侧反复刮拭胆俞穴30次，力度略重，以出痧为度。

3 最后刮这里
涌泉

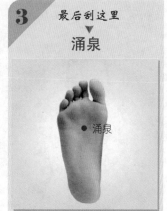

涌泉

位于足底部，蜷足时足前部凹陷处，约当足底二、三趾趾缝纹头端与足跟连线的前1/3与后2/3交点上。

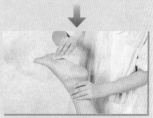

用刮痧板角部反复刮拭涌泉穴30次，力度适中，可不出痧。

期门

疏肝解郁

○现代年轻人常用郁闷、纠结来形容心情压抑、忧郁和各种不良的精神状态。抑郁多因七情所伤，结果导致肝气郁结。而肝是人体的将军之官，它调节血液，指挥新陈代谢，承担着解毒和废物排泄的任务，同时保证人体血气通畅，因此必须保证其运行通畅。

穴位 特效穴位包括膻中、期门、曲泉。再加上日月(见085页)、阳陵泉(见104页)效果会更佳。

扫一扫
跟着视频同步学

1 首先刮这里 ▼ 膻中	2 其次刮这里 ▼ 期门	3 最后刮这里 ▼ 曲泉

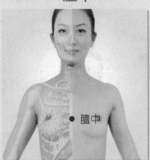

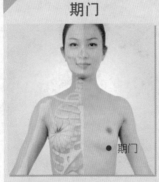

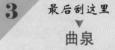

曲泉

膻中

期门

位于胸部，当前正中线上，平第四肋间，两乳头连线的中点。

位于胸部，当乳头直下，平第六肋间隙，前正中线旁开4寸。

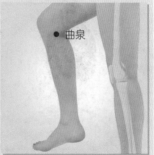

屈膝，位于膝内侧横纹上方凹陷中。

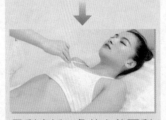

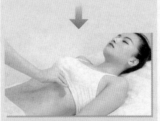

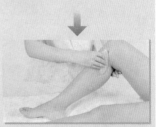

用刮痧板一角从上往下刮拭膻中穴30次，力度适中，以出痧为度。

以刮痧板厚边侧面为着力点，从上向下刮拭期门穴30～50遍，力度适中，可不出痧。

以刮痧板厚边侧面为着力点，从上往下刮拭曲泉穴30次，力度略重，以出痧为度。

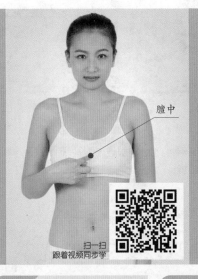

膻中

扫一扫
跟着视频同步学

宣肺理气

○肺病是目前临床上比较常见的疾病之一，是在外感或内伤等因素影响下，造成肺脏功能失调和病理变化的病症，经常会有咳嗽、流涕、气喘等。平时可以经常到空气新鲜的地方锻炼身体，呼吸一下新鲜空气，扩大肺活量。

穴位 特效穴位包括膻中、偏历、肺俞。再加上大肠俞(见078页)、列缺(见126)、太渊(见067页)效果会更佳。

成人保健

---

1 首先刮这里 ▼ 膻中

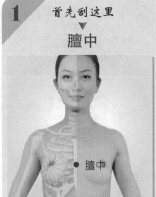

膻中

位于胸部，当前正中线上，平第四肋间，两乳头连线的中点。

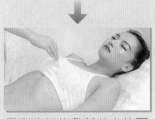

用刮痧板的角部从上往下刮拭膻中穴，力度适中，可不出痧。

---

2 其次刮这里 ▼ 偏历

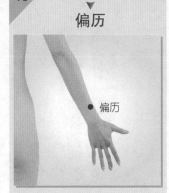

偏历

屈肘，在前臂背面桡侧，当阳溪与曲池连线上，腕横纹上3寸。

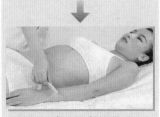

用面刮法刮拭偏历穴30次，力度略重，以出痧为度。

---

3 最后刮这里 ▼ 肺俞

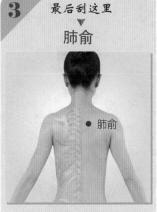

肺俞

位于背部，当第三胸椎棘突下，旁开1.5寸。

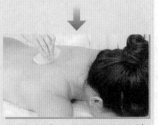

用面刮法自上而下刮拭肺俞穴30次，力度略重，以出痧为度。

成人保健

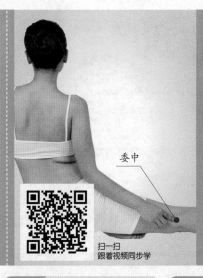
委中

扫一扫
跟着视频同步学

补肾强腰

○从古至今，似乎补肾仅仅是男性的专利，殊不知，夜尿频多、失眠多梦、腰腿酸软、脱发白发、卵巢早衰等这些症状在现代女性当中也是较为多见的。女性要行经、生产、哺乳，这些都是很消耗精气神的，因此补肾强腰对于现代人来说均至关重要。

穴位 特效穴位包括命门、委中、太溪。再加上关元（见093页）、肾俞（见105页）效果会更佳。

---

1 首先刮这里
▼
命门

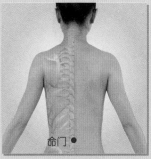
命门

位于腰部，当后正中线上，第二腰椎棘突下凹陷中。

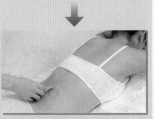

用面刮法刮拭命门穴10～15遍，力度略重，刮至皮肤有热感为度。

---

2 其次刮这里
▼
委中

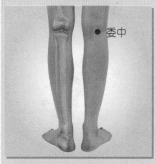
委中

位于腘横纹中点，当股二头肌腱与半腱肌肌腱的中间。

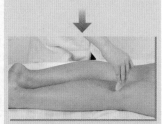

用角刮法从上往下刮拭委中穴30次，力度略重，以出痧为度。

---

3 最后刮这里
▼
太溪

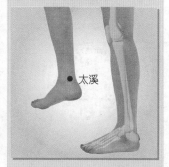
太溪

位于足内侧，内踝后方与脚跟骨筋腱之间的凹陷处。

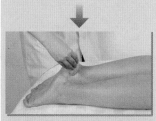

用角刮法从上往下刮拭太溪穴30次，力度略重，以出痧为度。

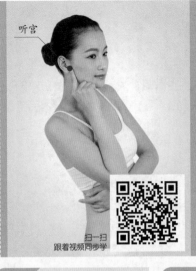

听宫

成人保健

美容养颜

〇爱美是女人的天性，好气色能为女人增添不少光彩。刺激人体某些穴位可以调节相应的脏腑，起到改善皮肤微循环的作用，可以使人面色红润，减少皱纹，防治皮肤干燥、缺乏弹性，使面部皮肤光洁柔嫩，富有弹性。

穴位 特效穴位包括迎香、听宫、颧髎。再加上巨虚(见141页)、太阳(见052页)、下关(见178页)效果会更佳。

---

1 首先刮这里
▼
迎香

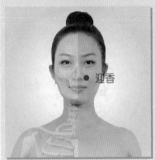

迎香

位于鼻翼外缘中点旁，当鼻唇沟中。

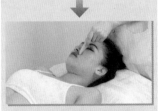

用刮痧板角部点压迎香穴10次，可不出痧。

---

2 其次刮这里
▼
听宫

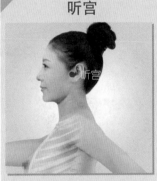

听宫

位于面部，耳屏前，下颌骨髁状突的后方，张口时呈凹陷处。

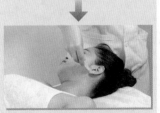

以刮痧板侧边为着力点，从听宫穴顺着脸颊轮廓向下、向前至脸颊中下处，刮拭5~10次。

---

3 最后刮这里
▼
颧髎

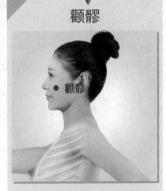

颧髎

位于面部，当目外眦直下，颧骨下缘凹陷处。

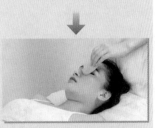

以画小圆圈的方式轻轻从鼻梁中间外侧刮至颧髎穴5~10次。

成人保健

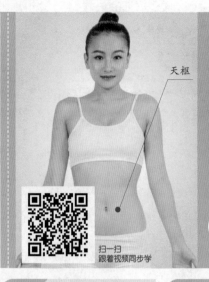

天枢

扫一扫
跟着视频同步学

瘦身降脂

○由于现在物质生活的极大丰富和生活条件的极为优越，使得现代人身体里面的能量摄入与能量消耗，形成了严重的不平衡——"入"常常大于"出"，这也是导致很多人身体脂肪堆积过多、发胖的根本原因。

穴位 特效穴位包括下脘、天枢、丰隆。再加上膻中(见032页)、上脘(见076页)、关元(见093页)、足三里(见073页)效果会更佳。

---

1 首先刮这里 ▼ 下脘

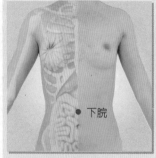

下脘

位于上腹部，前正中线上，当脐中上2寸。

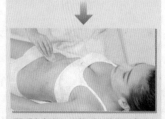

用刮痧板一角刮拭下脘穴30次，刮至皮肤发红，有红色出痧点为度。

2 其次刮这里 ▼ 天枢

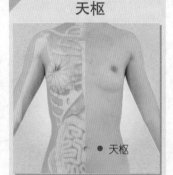

天枢

位于腹中部，距脐中2寸。

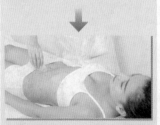

用刮痧板一角刮拭天枢穴，力度略轻，刮拭15～30次，以出痧为度。

3 最后刮这里 ▼ 丰隆

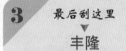

丰隆

位于小腿前外侧，当外踝尖上8寸，条口外，距胫骨前缘二横指（中指）。

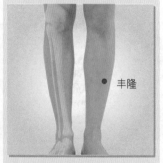

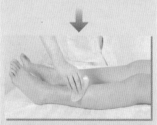

用刮痧板侧边从上往下刮拭丰隆穴，力度略重，刮拭15～30次，可不出痧。

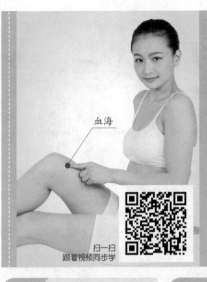

血海

调经止带

○白带是女性阴道内白色或淡黄色的分泌物。如果白带比平时增多，颜色异常，有特别的腥臭味，并且伴有阴部瘙痒的症状，则是带下，需对症治疗。采用刮痧疗法刺激某些穴位，则可以调经止带，为女性解除痛苦。

穴位 特效穴位包括气海、血海、肾俞。再加上脾俞(见078页)、足三里(见073页)效果会更佳。

成人保健

扫一扫
跟着视频同步学

---

1 首先刮这里
▼
气海

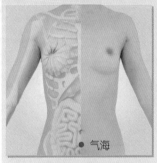

气海

位于下腹部，前正中线上，当脐中下1.5寸。

↓

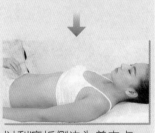

以刮痧板侧边为着力点，刮拭气海穴30次，力度由轻加重，至皮肤潮红发热为度。

---

2 其次刮这里
▼
血海

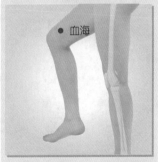

• 血海

位于大腿内侧，髌底内侧端上2寸，当股四头肌内侧头的隆起处。

↓

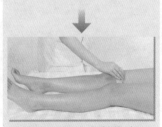

以刮痧板侧边为着力点，刮拭血海穴30次，手法宜轻柔连贯，以皮肤潮红出痧为度。

---

3 最后刮这里
▼
肾俞

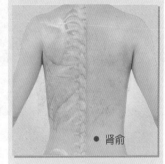

• 肾俞

位于腰部，当第二腰椎棘突下，旁开1.5寸。

↓

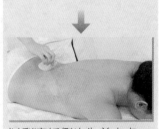

以刮痧板侧边为着力点，从上往下刮拭肾俞穴30次，手法连贯，刮至局部皮肤出痧为度。

成人保健

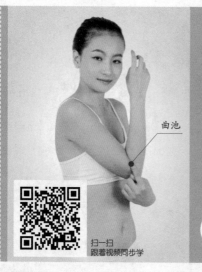

曲池

扫一扫
跟着视频同步学

排毒通便

○近年来，患便秘的中青年人呈明显上升趋势，工作压力大，精神过度紧张，加上缺乏身体锻炼，活动量小，都是导致便秘的主要原因。便秘会导致毒素在体内堆积，影响身体健康。刺激人体某些穴位可以调理肠胃、行气活血、舒经活络，对防治便秘及习惯性便秘者改善症状都有良好的效果。

穴位 特效穴位包括百会、曲池、次髎。再加上合谷(见092页)、足三里(见073页)效果会更佳。

---

1 首先刮这里
▼
百会

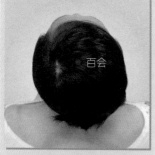

位于头部，当前发际正中直上5寸，或两耳尖连线的中点处。

↓

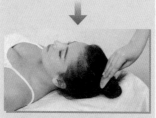

按照梳头的顺序刮拭全头，再用刮痧板一角刮拭百会穴15～30次，以头部潮红发热为度。

---

2 其次刮这里
▼
曲池

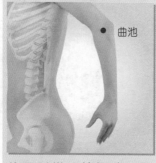

曲池

位于肘横纹外侧端，屈肘，当尺泽与肱骨外上髁连线中点。

↓

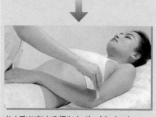

以刮痧板侧边为着力点，从上往下刮拭曲池穴30次，力度适中，以出现红色或紫色点状痧痕为度。

---

3 最后刮这里
▼
次髎

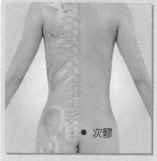

次髎

位于骶部，当髂后上棘内下方，适对第二骶后孔处。

↓

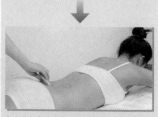

以刮痧板侧边为着力点，刮拭次髎穴30次，力度略重，至痧痕显现即可。

益气养血

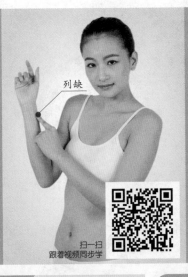

列缺

○气血对人体最重要的作用就是滋养。气血充足，则人面色红润，肌肤饱满丰盈，毛发润滑有光泽，精神饱满，感觉灵敏。若气血不足皮肤容易粗糙、发暗、发黄、长斑等。刺激人体某些穴位可以疏导经络，利于机体内气血的运行，可以互相辅助脏腑的功能，达到益气养血的效果。

穴位 特效穴位包括列缺、三阴交、心俞。再加上肾俞（见105页）、太渊（见067页）效果会更佳。

成人保健

1 首先刮这里 ▼ 列缺

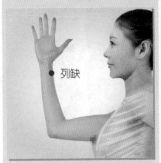

列缺

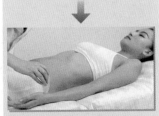

位于前臂桡侧缘，桡骨茎突上方，腕横纹上1.5寸，当肱桡肌与拇长展肌腱之间。

以刮痧板角部为着力点，从上往下刮拭列缺穴30次，力度适中，以刮至出现红色点痧为度。

2 其次刮这里 ▼ 三阴交

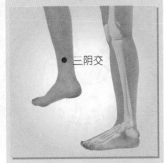

三阴交

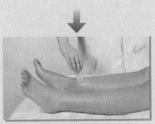

位于小腿内侧，当足内踝尖上3寸，胫骨内侧缘后方。

以刮痧板角部为着力点，刮拭三阴交穴30次，力度略重，以出痧为度。

3 最后刮这里 ▼ 心俞

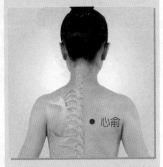

心俞

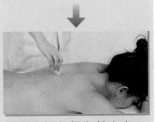

位于背部，当第五胸椎棘突下，旁开1.5寸。

以刮痧板角部为着力点，刮拭心俞穴10~15遍，力度略重，从上往下刮拭，以出痧为度。

成人保健

清热泻火

◎中医学认为，在人体内有一种看不见的"火"，它能产生温暖和力量，提供生命的能源，如果此"火"失去制约，火性就会浮炎于上，表现出病症，统称"上火"。运用刮痧疗法刺激人体某些穴位，可以清热泻火。

穴位 特效穴位包括颊车、合谷、足三里。再加上承浆(见142页)、地仓(见142页)、曲池(见038页)效果会更佳。

合谷

扫一扫
跟着视频同步学

---

1 首先刮这里
颊车

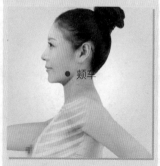

颊车

位于面颊部，下颌角前上方约一横指（中指），当咀嚼时咬肌隆起，按之凹陷处。

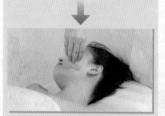

用刮痧板一角反复刮拭颊车穴，手法连贯，力量不宜过重，以免伤及皮肤，每次刮拭15～30次。

---

2 其次刮这里
合谷

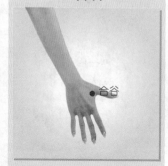

合谷

位于手背，第一、第二掌骨间，当第二掌骨桡侧的中点处。

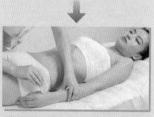

用刮痧板一角反复刮拭合谷穴30次，力度适中，可不出痧。

---

3 最后刮这里
足三里

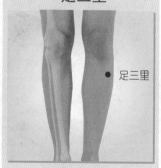

足三里

位于小腿前外侧，当犊鼻下3寸，距胫骨前缘一横指（中指）。

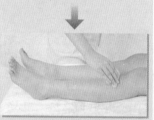

以刮痧板厚边棱角为着力点，自上而下刮拭足三里穴30次，力度略重，刮至出现痧痕为度。

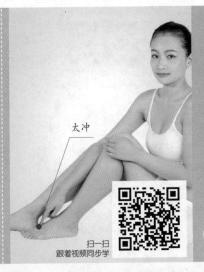

降压降糖

○被称为"富贵病"的高血压、高血糖，已如"旧时王谢堂前燕，飞入寻常百姓家"，它们俨然已是人类致命的"头号杀手"，在中国的十大死亡原因中，与高血压、高血糖相关的死亡人数已占总死亡人数的27%。

太冲

扫一扫
跟着视频同步学

穴位 特效穴位包括百会、曲池、太冲。再加上太溪(见096页)效果会更佳。

成人保健

1 首先刮这里 ▼ 百会

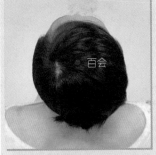

百会

位于头部，当前发际正中直上5寸，或两耳尖连线的中点处。

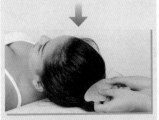

以刮痧板侧边为着力点，刮拭百会穴30次，至患者感到头皮发热为度。

2 其次刮这里 ▼ 曲池

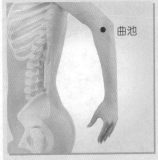

曲池

位于肘横纹外侧端，屈肘，当尺泽与肱骨外上髁连线中点。

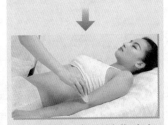

用刮痧板一角刮拭曲池穴30次，力度适中，至痧痕显现为止。

3 最后刮这里 ▼ 太冲

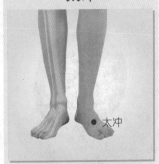

太冲

位于足背侧，当第一跖骨间隙的后方凹陷处。

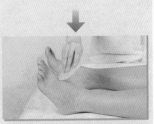

用刮痧板一角刮拭太冲穴30次，力度适中，以皮肤潮红发热为度。

成人保健

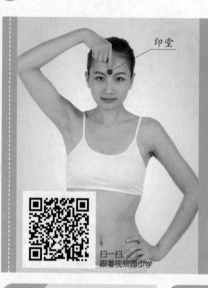

印堂

扫一扫
跟着视频同步学

消除疲劳

○工作中频繁的加班、熬夜常让人们觉得身心俱疲，然而繁重的工作与激烈的竞争又迫使人们不得不对此默默承受。一般将疲劳分为以下几种：体力疲劳、脑力疲劳、病理疲劳、精神疲劳。人经常疲劳主要是因为身体营养不均衡，免疫力低下所致。

穴位 特效穴位包括百会、印堂、风池。再加上太阳(见052页)、大椎(见043页)、曲池(见038页)、合谷(见092页)、足三里(见073页)效果会更佳。

---

1 首先刮这里 ▼ 百会

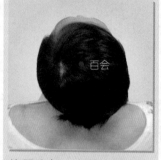

百会

位于头部，当前发际正中直上5寸，或两耳尖连线的中点处。

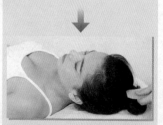

用刮痧板一角点压按揉百会穴30次，刮至皮肤潮红发热为度。

2 其次刮这里 ▼ 印堂

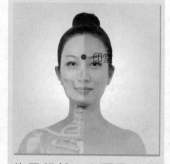

印堂

位于额部，当两眉头之中间。

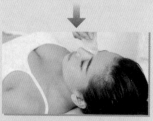

以刮痧板角部为着力点，刮拭印堂穴30次，以患者有酸胀感，能承受为度，可不出痧。

3 最后刮这里 ▼ 风池

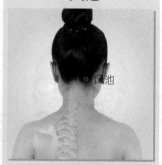

风池

位于项部，当枕骨之下，与风府相平，胸锁乳突肌与斜方肌上端之间的凹陷处。

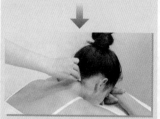

用刮痧板一角由上到下刮拭风池穴30次，力度稍重，以出现红色或紫色痧点为度。

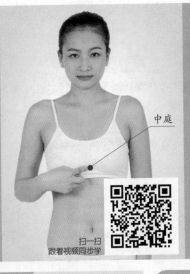

中庭

强身健体

○活力指旺盛的生命力，包括个体感到拥有的体力、情绪能量和认知灵活性三方面内容。用刮痧疗法刺激相应穴位能使人身体强健，精力充沛，饮食、睡眠良好，同时还能稳定情绪，进而提高生活质量和工作效率。

穴位 特效穴位包括中庭、大椎、神堂。再加上心俞(见064页)、肾俞(见105页)、命门(见094页)、膻中(见032页)、足三里(见073页)效果会更佳。

扫一扫
跟着视频同步学

成人保健

---

1 首先刮这里
▼
中庭

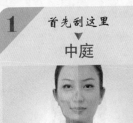

中庭

位于胸部，当前正中线上，平第五肋间，即胸剑结合部。

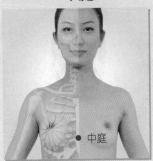

用刮痧板一角从上往下速度均匀地刮拭中庭穴30次，力度略轻，以出现红色痧点为度。

---

2 其次刮这里
▼
大椎

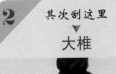

大椎

位于后正中线上，第七颈椎棘突下凹陷中。

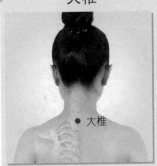

用刮痧板一角点压按揉大椎穴30次，至出现红色或紫色痧痕为度。

---

3 最后刮这里
▼
神堂

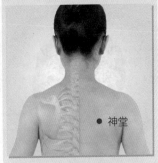

神堂

位于背部，第五胸椎棘突下，旁开3寸。

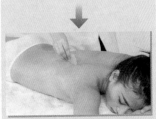

用刮痧板侧边为着力点，由内往外刮拭神堂穴10~15遍，力度略重，连贯刮拭，以出痧为度。

成人保健

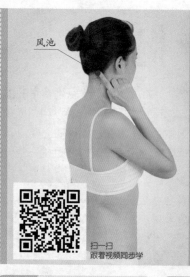

风池

扫一扫
跟着视频同步学

延年益寿

○寿命长短与多种因素有关，良好的行为和生活方式对人的寿命的影响远比基因、遗传要大得多。心态良好，适当参加运动，坚持合理健康的饮食方式，运用刮痧疗法刺激某些穴位，都是可以帮助我们延年益寿的。

穴位 特效穴位包括百会、中脘、风池。再加上大椎(见043页)、膻中(见032页)、天枢(098页)、气海(见097页)效果更佳。

1 首先刮这里 ▼ 百会

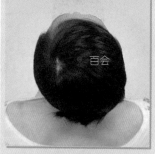

百会

位于头部，当前发际正中直上5寸，或两耳尖连线的中点处。

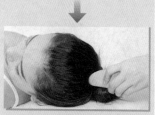

用刮痧板角部点揉百会穴15～30次，以局部皮肤潮红发热为度。

2 其次刮这里 ▼ 中脘

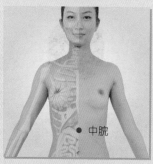

● 中脘

位于上腹部，前正中线上，当脐中上4寸。

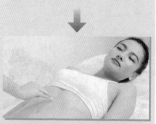

用角刮法从上往下刮拭中脘穴30次，力度略轻，可不出痧。

3 最后刮这里 ▼ 风池

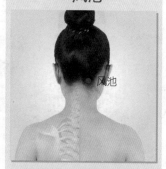

风池

位于项部，当枕骨之下，与风府穴相平，胸锁乳突肌与斜方肌上端之间的凹陷处。

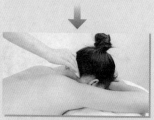

用点刮法刮拭风池穴30次，力度适中，以自我感觉舒适为度。

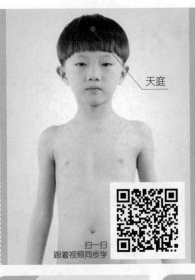

天庭

保护视力

○现代社会越来越多的电子产品深受小朋友的喜爱，这使得小孩长期用眼过度。而肝与眼睛通过经脉而互相联系，眼睛得肝血的濡养，才能维持正常的视力。肝血不足时，可出现两眼干涩、视力模糊、眼睛红肿疼痛等。通过刮痧疗法可以疏通肝与眼睛连接的经脉，达到养肝明目的效果。

扫一扫
跟着视频同步学

穴位 特效穴位包括坎宫、天庭、承泣。再加上四白（见150页），效果会更佳。

---

1 首先刮这里
▼
坎宫

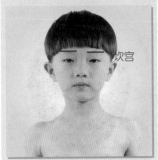

坎宫

位于眉心至两眉梢成一横线。

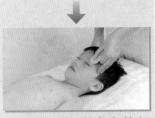

以刮痧板厚边棱角为着力点，自眉心向眉梢方向单向刮拭坎宫穴，常规刮拭30～50次。

---

2 其次刮这里
▼
天庭

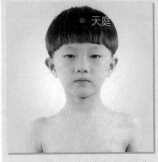

天庭

位于头部，当前发际正中直上0.5寸，感觉有个凹下去的地方。

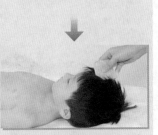

用角刮法刮拭天庭穴，力度由轻至重，施以旋转回环的连续刮拭动作30次。

---

3 最后刮这里
▼
承泣

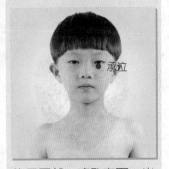

承泣

位于面部，瞳孔直下，当眼球与眶下缘之间。

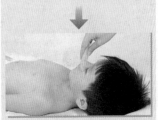

用角刮法从四白穴刮至承泣穴，由下至上，力度轻柔，不出痧，不可来回刮拭，常规刮拭30次。

儿童保健

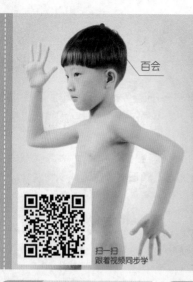

百会

扫一扫
跟着视频同步学

益智补脑

○现代父母往往从准备怀孕就开始补充各种营养，以及改变平常的饮食和作息习惯等，希望可以生育一个健康聪明的宝宝。父母平常除了给孩子提供智力和身体发育所需的营养外，也可以通过刮痧疗法刺激儿童的脑力发育，达到益智补脑的效果。

穴位 ｜ 特效穴位包括百会、风池、四神聪。再加上心俞(见064页)、肾俞(见155页)效果会更佳。

1 首先刮这里 ▽ 百会

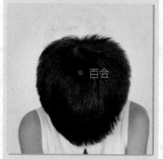

百会

位于头部，当前发际正中直上5寸，或两耳尖连线的中点处。

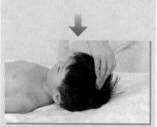

以刮痧板的角部为着力点，刮拭百会穴，并向穴位四周呈放射性刮拭3分钟，力度适中。

2 其次刮这里 ▽ 风池

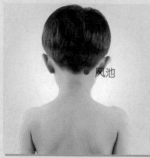

风池

位于项部，当枕骨之下，与风府相平，胸锁乳突肌与斜方肌上端之间的凹陷处。

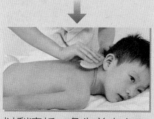

以刮痧板一角为着力点，施以旋转回环的连续刮拭动作，力度轻柔地刮拭风池穴30次。

3 最后刮这里 ▽ 四神聪

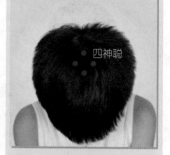

四神聪

位于头顶部，当百会穴前后左右各1寸，共四穴。

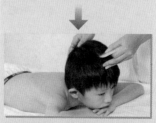

以刮痧板一角为着力点，由百会穴呈放射性向四周刮拭四神聪穴，刮拭3分钟，以发热为度。

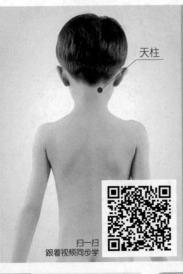

天柱

强健骨骼

○每个家长都希望自己的孩子长得高大、身体健康。除了食补外，如果我们学会一些刮痧手法也是可以达到强健骨骼目的的，因为通过穴位的刺激可以增加经络的运行和全身气血的营养，促进新陈代谢，有利于骨骼发育，而且操作起来简便易行，孩子更易接受。

穴位 特效穴位包括天柱、委中、三阴交。再加上风府(见135页)、大椎(见133页)效果会更佳。

扫一扫
跟着视频同步学

儿童保健

---

1 首先刮这里
▼
天柱

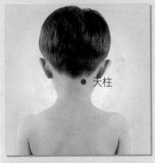

位于项部，大筋（斜方肌）外缘之后发际凹陷中，约当后发际正中旁开1.3寸。

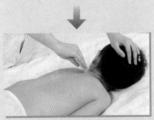

用刮痧板一角蘸经络油，由轻到重刮拭天柱穴1～3分钟，力度不宜太重。

---

2 其次刮这里
▼
委中

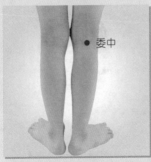

位于腘横纹中点，当股二头肌腱与半腱肌肌腱的中间。

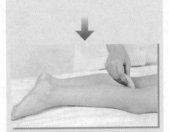

用刮痧板一角刮拭委中穴，力度由轻至重，再由重至轻，均匀持续地旋转用力，以3～5分钟为宜。

---

3 最后刮这里
▼
三阴交

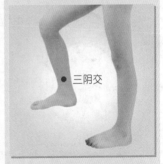

位于小腿内侧，当足内踝尖上3寸，胫骨内侧缘后方。

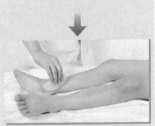

用刮痧板厚边为着力点，从上往下刮拭三阴交穴，力度由轻到重，至潮红发热为止。

儿童保健

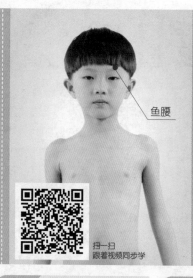

鱼腰

扫一扫
跟着视频同步学

养心安神

○小儿经常会莫明其妙地烦躁哭闹，有时怎么也哄不住，让年轻的父母们大伤脑筋。但在生活中，母亲往往能辨别出孩子哭闹的原因，可以对因处理。儿童心理研究证明，父母若对孩子的需要做出及时的回应，有助于培养孩子的自信心。通过刮痧疗法可以促进亲子交流，而且刺激穴位能够养心安神。

穴位 特效穴位包括印堂、鱼腰、百会。再加上风池(见044页)、四神聪(见046页)效果会更佳。

1 首先刮这里 ▼ 印堂

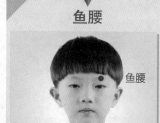

印堂

位于额部，当两眉头之中间。

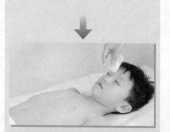

用刮痧板一角刮拭印堂穴，施以旋转回环的连续刮拭动作30次。

2 其次刮这里 ▼ 鱼腰

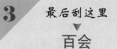

鱼腰

位于额部，瞳孔直上，眉毛中。

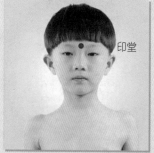

用刮痧板侧边从眉头处沿着眉毛的弧度刮至太阳穴，至鱼腰穴处重刮，常规刮拭30次。

3 最后刮这里 ▼ 百会

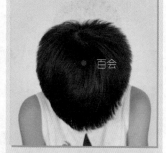

百会

位于头部，当前发际正中直上5寸，或两耳尖连线的中点处。

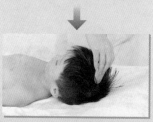

用刮痧板角部刮拭百会穴，并向穴位四周呈放射性刮拭3分钟，力度适中。

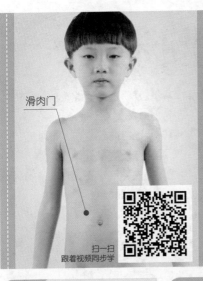

滑肉门

扫一扫
跟着视频同步学

消食化积

○小儿饮食不节而脾胃功能又较弱，往往会使消化系统负荷太重，容易产生积食。积食不化，容易造成腹胀、食欲不振甚至疳积的病证。表现为舌苔厚、口臭、唇红、小便黄、大便干。出现这种状况应及时采取措施治疗，比如采用刮痧疗法就可以起到消食化积的作用。

穴位 特效穴位包括滑肉门、足三里、上巨虚。再加气海(见097页)效果会更佳。

儿童保健

---

1 首先刮这里
▼
滑肉门

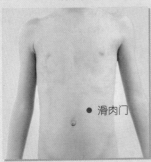

滑肉门

位于上腹部，当脐中上1寸，距前正中线2寸。

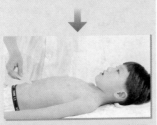

用刮痧板一角刮拭滑肉门穴1~2分钟，可不出痧。

---

2 其次刮这里
▼
足三里

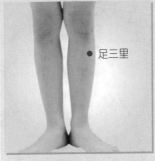

足三里

位于小腿前外侧，当犊鼻下3寸，距胫骨前缘一横指（中指）。

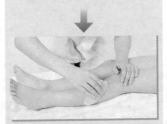

用刮痧板侧边从上往下刮拭足三里穴20次，力度略重，可不出痧。

---

3 最后刮这里
▼
上巨虚

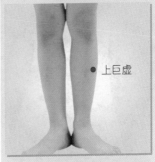

上巨虚

位于小腿前外侧，当犊鼻下6寸，距胫骨前缘一横指。

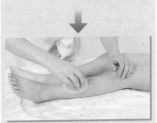

用刮痧板一角从上往下刮拭上巨虚穴20次，力度略重，可不出痧。

儿童保健

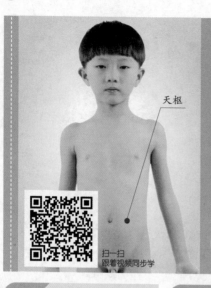

天枢

扫一扫
跟着视频同步学

调理肠道

○孩子不爱吃蔬菜，只喜欢吃高脂肪、高胆固醇的食品，这样就会造成小儿肠胃蠕动缓慢，消化不良，食物残渣在肠道中停滞时间过久，从而引起便秘。除了嘱咐患儿要逐渐增加膳食纤维摄入量、多饮水、进行排便训练、加大活动量等之外，家长还可以运用刮痧疗法为小孩调理肠道。

穴位 特效穴位包括天枢、足三里、大肠俞。再加上气海(见097页)效果会更佳。

1 首先刮这里 ▼ 天枢

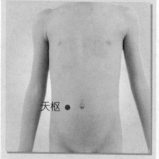

天枢

位于腹中部，距脐中2寸。

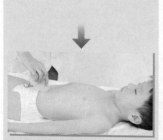

用刮痧板角部，从上往下刮拭天枢穴20次，以皮肤出痧为度。

2 其次刮这里 ▼ 足三里

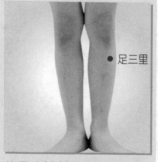

足三里

位于小腿前外侧，当犊鼻下3寸，距胫骨前缘一横指（中指）。

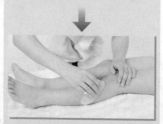

用刮痧板侧边从上往下刮拭足三里穴20次，力度略重，可不出痧。

3 最后刮这里 ▼ 大肠俞

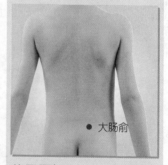

大肠俞

位于腰部，当第四腰椎棘突下，旁开1.5寸。

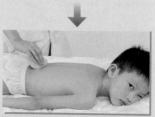

用刮痧板侧边由上至下刮拭大肠俞穴20次，力度适中，以皮肤潮红发热出痧为度。

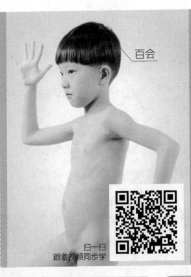

百会

益气养血

○益气指补益气的一种治法。肺气虚，以少气懒言、动辄喘促、面色苍白、怕风自汗为主症。脾气虚以脘腹虚胀、神疲倦怠、食欲不振、大便泄泻为主症。营养性贫血是指因缺乏生血所必需的营养物质如铁、叶酸、维生素D等，使血红蛋白的形成或红细胞的生成不足，以致造血功能低下的一种疾病。

穴位　特效穴位包括百会、太冲、腰阳关。再加上厉兑(见138页)、肾俞(见155页)、命门(见155页)效果会更佳。

扫一扫
跟着视频同步学

儿童保健

1 首先刮这里 ▼ 百会

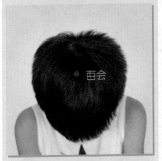

位于头部，当前发际正中直上5寸，或两耳尖连线的中点处。

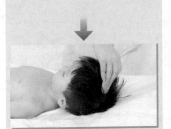

用角刮法刮拭百会穴，并向穴位四周呈放射性刮拭3分钟，力度适中。

2 其次刮这里 ▼ 太冲

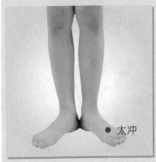

位于足背侧，当第一跖骨间隙的后方凹陷处。

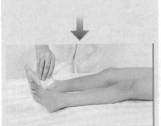

用角刮法从上往下刮拭太冲穴20～30次，力度略轻，可不出痧。

3 最后刮这里 ▼ 腰阳关

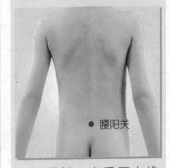

位于腰部，当后正中线上，第四腰椎棘突下凹陷中。

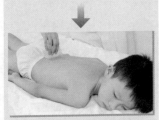

用面刮法刮拭腰阳关穴，力度适中，以出痧为度。

儿童保健

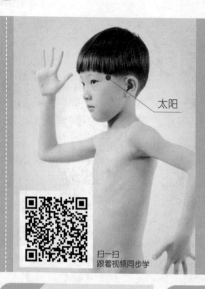

太阳

扫一扫
跟着视频同步学

消除疲劳

○儿童疲惫可以从三个特征看出来：坐立不安——长时间学习后，会表现出坐立不安、心神不宁的状态；哭闹不休——一旦疲倦就会哭闹不休；瞌睡——学习时哈欠连天，只想睡觉。出现以上状况，家长可以采用刮痧疗法，有效帮助儿童消除疲劳。

穴位 特效穴位包括太阳、合谷、足三里。再加上印堂(见048页)、百会(见048页)、风府(见135页)、大椎(见133页)效果会更佳。

---

1 首先刮这里 ▼ 太阳

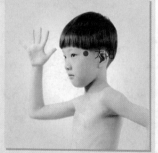

太阳

位于颞部，当眉梢与目外眦之间，向后约一横指的凹陷处。

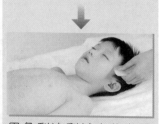

用角刮法刮拭小儿太阳穴，并均匀持续而轻柔地旋转刮痧板，常规刮拭20～30次。

---

2 其次刮这里 ▼ 合谷

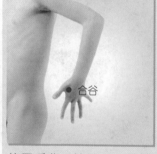

合谷

位于手背，第一、二掌骨间，当第二掌骨桡侧的中点处。

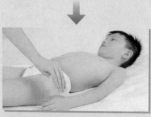

用角刮法刮拭小儿合谷穴3～5分钟，力度微重，以出痧为度。

---

3 最后刮这里 ▼ 足三里

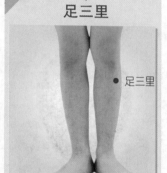

足三里

位于小腿前外侧，当犊鼻下3寸，距胫骨前缘一横指（中指）。

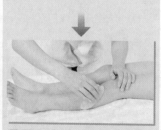

用面刮法刮拭足三里穴，力度微重，以出痧为度。

体质养生

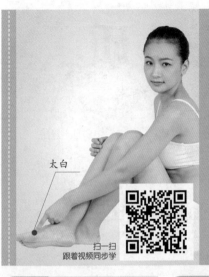

太白

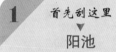

扫一扫
跟着视频同步学

阳虚体质

◎阳虚体质者因阳气不足，所以不能温煦人体，是以肢体寒冷等虚寒现象为特征的体质形态。阳虚体质的人多脏腑机能活动低下，新陈代谢缓慢，易于清晨腹泻。

穴位 特效穴位包括阳池、太白、至阳。再加上膻中(见032页)、内关(见055页)、足三里(见073页)、大椎(见043页)、命门(见094页)、心俞(见064页)效果会更佳。

---

1 首先刮这里
▼
阳池

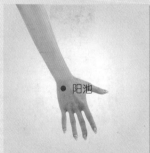

阳池

位于腕背横纹中，当指伸肌腱的尺侧缘凹陷处。

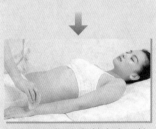

以刮痧板侧边为着力点，从上向下刮拭阳池穴30次，以皮肤潮红发热为度。

---

2 其次刮这里
▼
太白

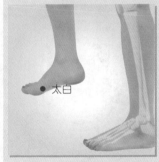

太白

位于足内侧缘，当足大趾本节（第一跖趾关节）后下方赤白肉际凹陷处。

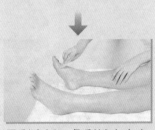

用刮痧板一角刮拭太白穴1～3分钟，以皮肤潮红发热为度。

---

3 最后刮这里
▼
至阳

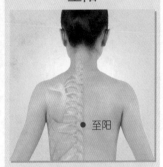

至阳

位于背部，当后正中线上，第七胸椎棘突下凹陷中。

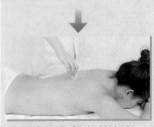

以刮痧板角部为着力点，刮拭至阳穴5～10遍，以皮肤潮红出痧为度。

体质养生

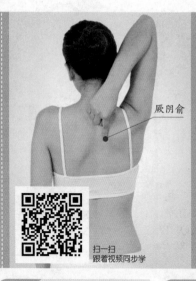

厥阴俞

扫一扫
跟着视频同步学

阴虚体质

○阴虚体质，实质是身体阴液不足，是以干燥少津、阴虚内热为主要特征的体质状态。表现为机体水液不足，机体降温功能不足。阴虚的人还会"五心烦热"——手心、脚心、胸中发热，但是体温却很正常。

穴位 特效穴位包括列缺、三阴交、厥阴俞。再加上太渊(见067页)、心俞(见064页)、肾俞(见105页)效果会更佳。

1 首先刮这里 ▼ 列缺

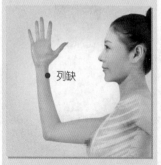

列缺

位于前臂桡侧缘，桡骨茎突上方，腕横纹上1.5寸处。

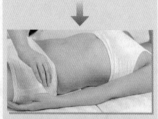

以刮痧板一角为着力点，从上向下刮拭列缺穴30次，以皮肤潮红发热为度。

2 其次刮这里 ▼ 三阴交

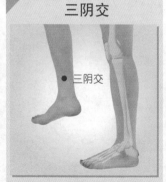

三阴交

位于小腿内侧，当足内踝尖上3寸，胫骨内侧缘后方。

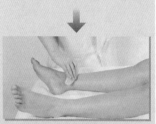

以刮痧板侧边为着力点，刮拭三阴交穴1~3分钟，以皮肤潮红发热为度。

3 最后刮这里 ▼ 厥阴俞

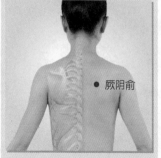

厥阴俞

位于背部，当第四胸椎棘突下，旁开1.5寸。

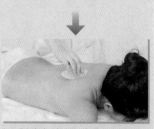

以刮痧板侧边为着力点，从上往下刮拭厥阴俞穴5~10遍，力度适中，以皮肤潮红出痧为度。

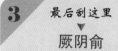

体质养生

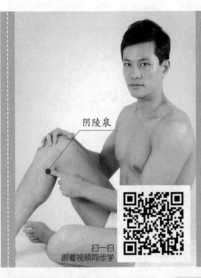

阴陵泉

扫一扫
跟着视频同步学

气虚体质

○"气""血""津液"支撑健康，而其中起主导作用的是"气"。气虚的症状便是"气"不足，常会感到疲劳、倦怠、发冷等，造成免疫力低下，易患感冒且长时间不愈。

穴位 特效穴位包括胃俞、内关、阴陵泉。再加上肝俞(见074页)、脾俞(见078页)、肾俞(见105页)、列缺(见126页)、太渊(见067页)、足三里(见073页)效果会更佳。

---

1 首先刮这里
胃俞

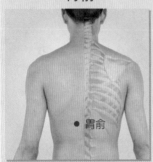

胃俞

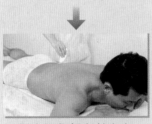

位于背部，当第十二胸椎棘突下，旁开1.5寸。

以刮痧板角部为着力点，从上向下刮拭胃俞穴5~10遍，以皮肤潮红出痧为度。

---

2 其次刮这里
内关

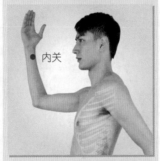

内关

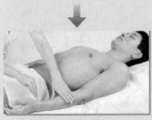

位于前臂掌侧，当曲泽与大陵的连线上，腕横纹上2寸，掌长肌腱与桡侧腕屈肌腱之间。

以刮痧板角部为着力点，刮拭内关穴30次，力度适中，以皮肤潮红发热为度。

---

3 最后刮这里
阴陵泉

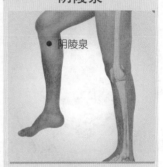

阴陵泉

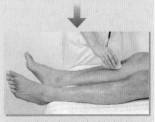

位于小腿内侧，当胫骨内侧髁后下方凹陷处。

以刮痧板侧边为着力点，刮拭阴陵泉穴1~3分钟，以皮肤潮红出痧为度。

体质养生

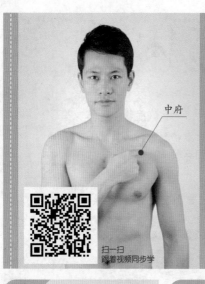

中府

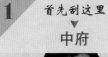

扫一扫
跟着视频同步学

痰湿体质

○痰湿体质是由于水液内停致使痰湿凝聚而出现的以黏滞重浊为主要特征的体质状态。表现为体内代谢废物堆积，不能及时排出体外。痰湿体质的人经常胸闷、头昏脑涨、嗜睡。

穴位 特效穴位包括中府、章门、膀胱俞。再加上上脘(见076页)、关元(见093页)、足三里(见073页)、丰隆(见036页)、三阴交(见093页)、肾俞(见105页)效果会更佳。

---

1 首先刮这里 ▼ 中府

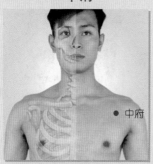

中府

位于胸前壁的外上方，云门下1寸，平第一肋间隙，距前正中线6寸。

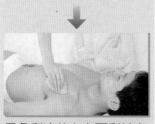

用角刮法从上向下刮拭中府穴30次，力度适中，以穴位处皮肤潮红发热为度。

2 其次刮这里 ▼ 章门

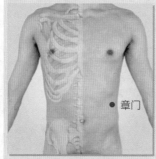

章门

位于侧腹部，当第十一肋游离端的下方。

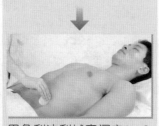

用角刮法刮拭章门穴1~3分钟，力度轻柔，以皮肤潮红发热为度。

3 最后刮这里 ▼ 膀胱俞

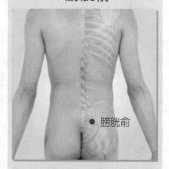

膀胱俞

位于骶部，当骶正中嵴旁1.5寸，平第二骶后孔。

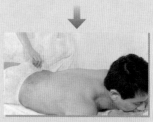

用角刮法从上往下刮拭膀胱俞穴5~10遍，刮拭中手法连贯，力度适中，以出痧为度。

体质养生

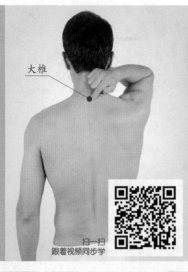

大椎

扫一扫
跟着视频同步学

血瘀体质

○血瘀体质就是全身性的血液流畅不通，多见形体消瘦、皮肤干燥。血瘀体质者经常表情抑郁、呆板，面部肌肉不灵活，容易健忘，记忆力下降。而且因为肝气不舒展，还经常心烦易怒。

穴位

特效穴位包括膻中、少海、大椎。
再加上心俞(见064页)、肝俞(见074页)、胆俞(见031页)、中庭(见043页)、曲池(见038页)、尺泽(见067页)效果会更佳。

1 首先刮这里	2 其次刮这里	3 最后刮这里
▼ 膻中	▼ 少海	▼ 大椎

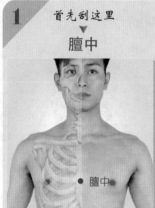

膻中

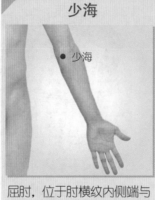

少海

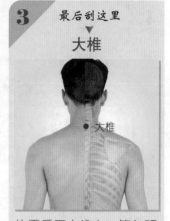

大椎

位于胸部，当前正中线上，平第四肋间，两乳头连线的中点。

屈肘，位于肘横纹内侧端与肱骨内上髁连线的中点处。

位于后正中线上，第七颈椎棘突下凹陷中。

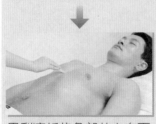

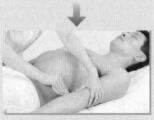

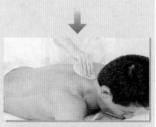

用刮痧板的角部从上向下刮拭膻中穴，力度适中，以皮肤潮红发热为度。

用面刮法由里向外刮拭少海穴30次，力度微重，以潮红出痧为度。

用面刮法从上往下刮拭大椎穴5～10遍，以潮红出痧为度。

体质养生

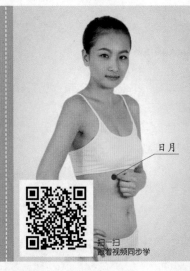

日月

扫一扫
跟着视频同步学

气郁体质

〇气郁体质是由于长期情志不畅、气机郁滞而形成的以性格内向、不稳定、敏感多疑为主要表现的体质形态，多是机体运转不协调的状态。气郁体质者平素性情急躁易怒，或忧郁寡欢，一旦生病则胸胁胀痛、胃脘胀痛、泛吐酸水、呃逆嗳气、体内之气逆行、头晕目眩。

穴位 特效穴位包括日月、阳陵泉、大敦。再加上膻中(见032页)、期门(见081页)效果会更佳。

---

1 首先刮这里
日月

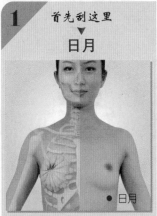

日月

位于上腹部，当乳头直下，第七肋间隙，前正中线旁开4寸。

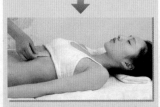

用平刮法刮拭日月穴30次，力度适中，可不出痧，以皮肤发热为度。

---

2 其次刮这里
阳陵泉

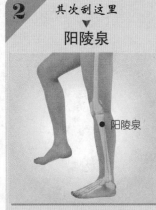

阳陵泉

位于小腿外侧，当腓骨头前下方凹陷处。

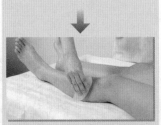

用面刮法从上往下刮拭阳陵泉穴30次，力度略重，以出痧为度。

---

3 最后刮这里
大敦

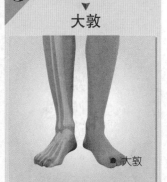

大敦

位于足大趾末节外侧，距趾甲角0.1寸（指寸）。

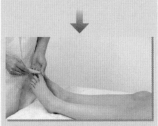

用刮痧板角部刮拭大敦穴30次，力度适中，以皮肤潮红发热为度。

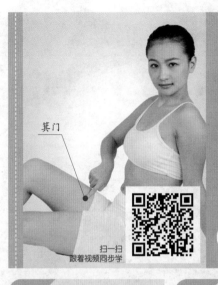

箕门

体质养生

湿热体质

○湿热的一般表现为：肢体沉重，并不因出汗而减轻。通常所说的湿热多指湿热深入脏腑，特别是脾胃的湿热，可见脘闷腹满，恶心厌食，便溏稀，尿短赤，舌质偏红，苔黄腻，脉濡数。湿热体质者性情急躁、容易发怒，不能忍受湿热环境，易患黄疸、火热症、痈疮和疖肿等病症。

穴位　特效穴位包括曲池、箕门、涌泉。再加上合谷（见092页）、足三里（见073页）疗效更佳。

---

1 首先刮这里 ▼ 曲池

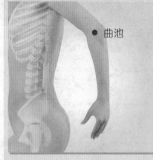

● 曲池

位于肘横纹外侧端，屈肘，当尺泽与肱骨外上髁连线中点。

↓

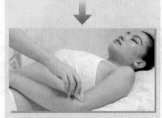

用角刮法刮拭曲池穴，手法不宜过重，以免伤及皮肤，刮拭15～30次。

2 其次刮这里 ▼ 箕门

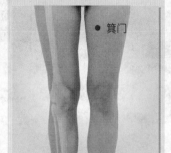

● 箕门

位于大腿内侧，当血海与冲门连线上，血海上6寸。

↓

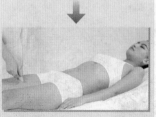

用面刮法刮拭箕门穴30次，力度略重，以出痧为度。

3 最后刮这里 ▼ 涌泉

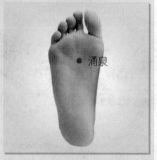

● 涌泉

位于足底部，约当足底二、三趾趾缝纹头端与足跟连线的前1/3与后2/3交点上。

↓

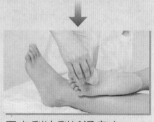

用点刮法刮拭涌泉穴1～3分钟，力度略重，以皮肤潮红发热为度。

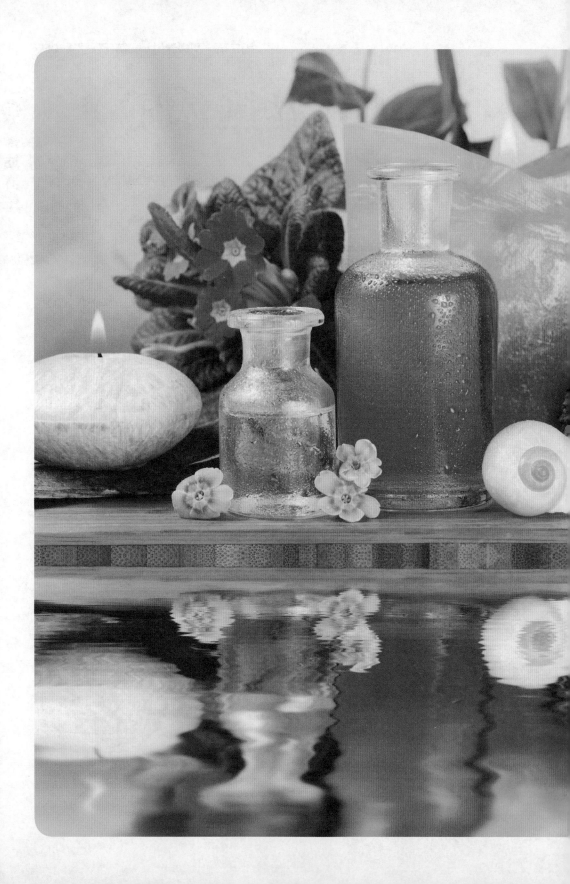

生活节奏日益加快，工作压力逐渐增大……导致现代人总是徘徊在亚健康的边缘。如果对这种状况长期视而不见，任其发展，则久而久之，小病成大疾，一切将积重难返。刮痧疗法是目前公认的赶走亚健康、缓解心理压力最好的手段之一，而且相对来说更绿色、更经济。随着中医刮痧实践的不断累积，人们现在已经逐渐摸索出针对各种疾病的、有效而安全的自我刮痧手法，悉心掌握这些手法，对现代人防病治病极为有益。

第三章
131种疾病的刮痧疗法
——痧出病自除

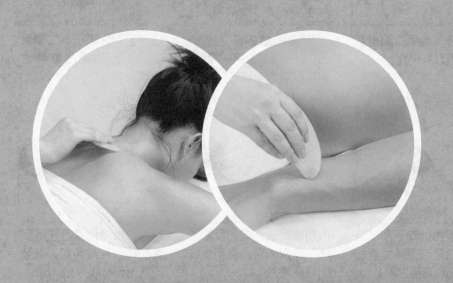

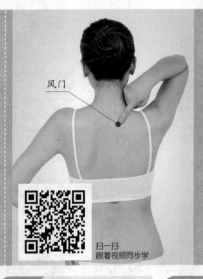

风门

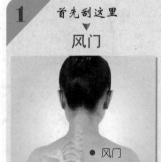

扫一扫
跟着视频同步学

感冒

○感冒，是由多种病毒引起的呼吸道常见病，一般分为风寒感冒和风热感冒。症状以鼻塞、打喷嚏、流涕、咳嗽、咽痛、头痛、全身酸痛、乏力、怕冷等为主。四季均可发病，但以冬春季节为多见。本病易在气候骤变时发生，如感受寒冷、淋雨等均可诱发。

穴位 特效穴位包括风门、中府、合谷。再加上足三里(见040页)、风池(见042页)、大椎(见043页)、肺俞(见066页)效果会更佳。

| 1 首先刮这里 ▼ 风门 | 2 其次刮这里 ▼ 中府 | 3 最后刮这里 ▼ 合谷 |

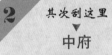

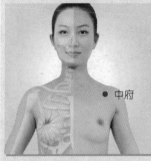

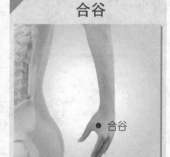

风门

中府

合谷

位于背部，当第二胸椎棘突下，旁开1.5寸。

位于胸前壁的外上方，云门下1寸，平第一肋间隙，距前正中线6寸。

位于手背，第一、二掌骨之间，约当第二掌骨之中点。

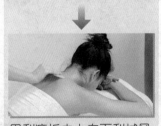

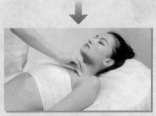

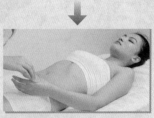

用刮痧板由上向下刮拭风门穴，由轻到重，反复刮至皮肤出现痧痕为度。

用刮痧板从外向内反复刮拭中府穴30次，直至皮肤出现痧痕为止。

用刮痧板角部从上往下反复刮拭合谷穴30次，直至皮肤出现痧痕为止。

呼吸系统疾病

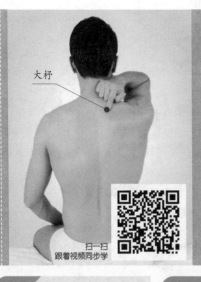

发热

○发热是指体温高出正常标准。中医认为发热分外感发热和内伤发热。外感发热见于感冒、伤寒、瘟疫等病证。内伤发热有阴虚发热、阳虚发热、血虚发热、气虚发热等。

扫一扫
跟着视频同步学

穴位　特效穴位包括大杼、外关、复溜。再加上风池(见042页)、大椎(见043页)、肺俞(见066页)、曲池(见095页)、列缺(见126页)、合谷(见126页)效果会更佳。

---

1 首先刮这里
▼
大杼

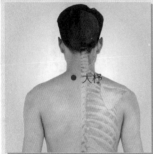

位于背部，当第一胸椎棘突下，旁开1.5寸。

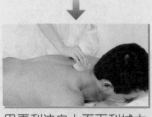

用面刮法自上而下刮拭大杼穴。接触面应尽可能拉大、拉长，刮至皮肤出痧。

---

2 其次刮这里
▼
外关

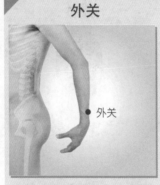

位于前臂背侧，当阳池与肘尖的连线上，腕背横纹上2寸，尺骨与桡骨之间。

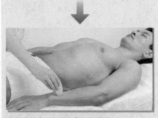

以刮痧板角部为着力点，着力于外关穴，施以旋转回环的连续刮拭动作，刮拭1~3分钟。

---

3 最后刮这里
▼
复溜

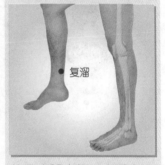

位于小腿内侧，太溪直上2寸，跟腱的前方。

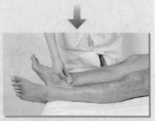

用面刮法刮拭复溜穴30次，以出痧为度。

呼吸系统疾病

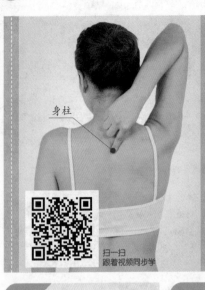

身柱

扫一扫
跟着视频同步学

肺炎

○肺炎是指终末气道、肺泡和肺间质等组织病变所发生的炎症。主要临床表现为寒战、高热、咳嗽、咳痰；深呼吸和咳嗽时，有少量痰或大量的痰；部分患者可伴胸痛或呼吸困难；病情严重者可并发肺水肿、败血症、感染性休克、支气管扩张等疾病。本病起病急，自然病程是7~10天。

穴位 特效穴位包括大椎、身柱、心俞。再加上肺俞(见066页)效果会更佳。

---

1 首先刮这里
▼
大椎

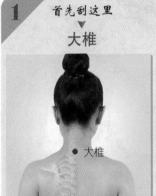

大椎

位于后正中线上，第七颈椎棘突下凹陷中。

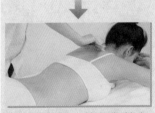

用刮痧板厚边棱角为着力点，由上至下刮拭大椎穴1~3分钟，手法连贯，速度适中，以出痧为度。

---

2 其次刮这里
▼
身柱

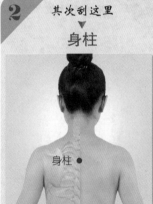

身柱

位于背部，当后正中线上，第三胸椎棘突下凹陷中。

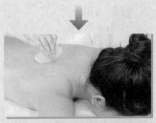

用刮痧板厚边棱角为着力点，由上至下刮拭身柱穴1~3分钟，手法连贯，速度适中，以出痧为度。

---

3 最后刮这里
▼
心俞

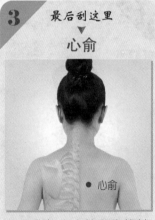

心俞

位于背部，当第五胸椎棘突下，旁开1.5寸。

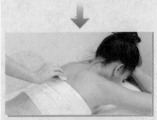

用刮痧板厚边棱角为着力点，由上至下刮拭心俞穴1~3分钟，手法连贯，速度适中，以出痧为度。

慢性咽炎

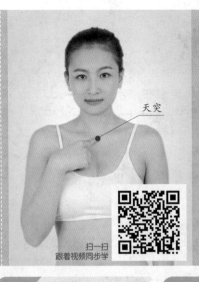

天突

○慢性咽炎是较常见的症状。多见于成年人，病程长，容易复发。临床表现多种多样，如咽部不适感、异物感、痒感、灼热感、干燥感或刺激感，还可有微痛等。主要由其分泌物及肥大的淋巴滤泡刺激所致。可有咳嗽、伴恶心等反应。

扫一扫
跟着视频同步学

穴位　特效穴位包括人迎、天突、合谷。再加上肺俞(见066页)效果会更佳。

呼吸系统疾病

---

1 首先刮这里 ▼ **人迎**

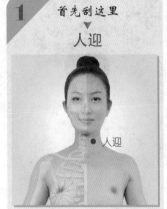

人迎

位于颈部，结喉旁，当胸锁乳突肌的前缘，颈总动脉搏动处。

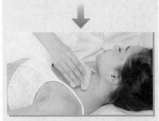

用面刮法自上往下刮拭人迎穴1～3分钟，力度微轻，以潮红出痧为度。

---

2 其次刮这里 ▼ **天突**

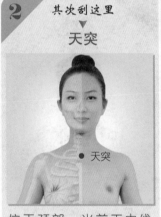

天突

位于颈部，当前正中线上，胸骨上窝中央。

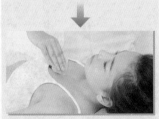

用角刮法刮拭天突穴1～3分钟，力度适中，以潮红为度。

---

3 最后刮这里 ▼ **合谷**

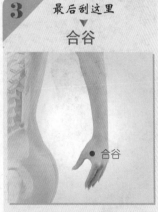

合谷

位于手背，第一、二掌骨间，当第二掌骨桡侧的中点处。

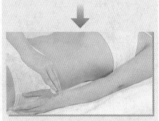

用角刮法从上至下刮拭合谷穴1～3分钟，力度适中，以出痧为度。

呼吸系统疾病

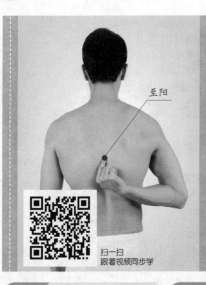

至阳

扫一扫
跟着视频同步学

咳嗽

〇咳嗽是呼吸系统疾病的主要症状，中医认为咳嗽是因外感六淫影响于肺所致的有声有痰之症。咳嗽的原因有上呼吸道感染、支气管炎、肺炎、喉炎等。咳嗽的主要症状：喉痒欲咳；喉间有痰声，似水笛哮鸣声，易咳出；痰多色稀白或痰色黄稠，量少等。

穴位　特效穴位包括大椎、肺俞、至阳。再加上大杼(见170页)效果会更佳。

1 首先刮这里
▼
大椎

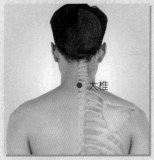

大椎

位于后正中线上，第七颈椎棘突下凹陷处。

↓

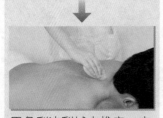

用角刮法刮拭大椎穴，力度轻柔，速度缓慢，反复刮拭20次，可不出痧。

2 其次刮这里
▼
肺俞

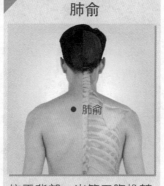

肺俞

位于背部，当第三胸椎棘突下，旁开1.5寸。

↓

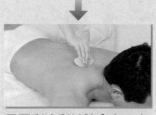

用面刮法刮拭肺俞穴，力度微重，速度适中，以出痧为度。

3 最后刮这里
▼
至阳

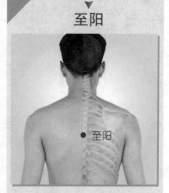

至阳

位于背部，当后正中线上，第七胸椎棘突下凹陷中。

↓

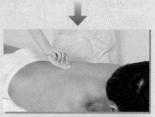

用刮痧板反复刮拭至阳穴30次，力度适中，速度适中，可不出痧。

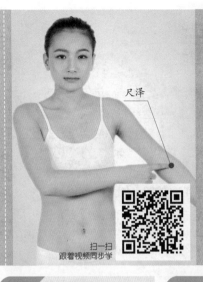

尺泽

扫一扫
跟着视频同步学

支气管炎

〇支气管炎是指气管、支气管黏膜及其周围组织的慢性非特异性炎症，临床上以长期咳嗽、咳痰、喘息以及反复呼吸道感染为特征。部分患者起病之前先有急性上呼吸道感染，如急性咽喉炎、感冒等。

穴位　特效穴位包括定喘、太渊、尺泽。再加上大椎(见043页)、大杼(见170页)、风门(见185页)、肺俞(见066页)、中府(见062页)、合谷(见126页)、丰隆(见036页)效果会更佳。

呼吸系统疾病

---

1 首先刮这里 ▼ 定喘

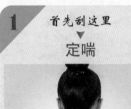

定喘

位于背部，当第七颈椎棘突下，旁开0.5寸。

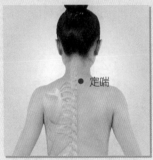

用面刮法刮拭定喘穴30次，自上而下，接触面应尽可能拉大、拉长。

2 其次刮这里 ▼ 太渊

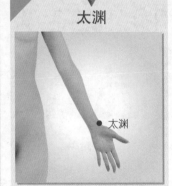

太渊

位于腕掌侧横纹桡侧，桡动脉搏动处。

用刮痧板，以角部边侧为着力点，着力于太渊穴，施以旋转回环的连续刮拭动作30次。

3 最后刮这里 ▼ 尺泽

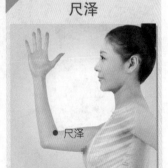

尺泽

位于肘横纹中，肱二头肌桡侧凹陷处。

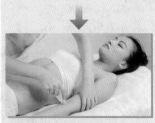

用角刮法刮拭尺泽穴30次，力度由轻到重，刮至皮肤出现痧痕为度。

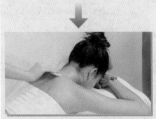
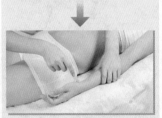

呼吸系统疾病

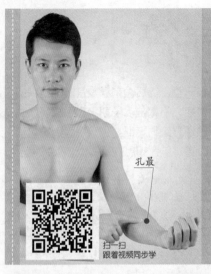

孔最

扫一扫
跟着视频同步学

哮喘

○哮喘是指喘息、气促、咳嗽、胸闷等症状突然发生，或原有症状急剧加重，常有呼吸困难，以呼气量降低为其发病特征。这些症状经常在患者接触烟雾、香水、油漆、灰尘、宠物、花粉等刺激性气体或变应原之后发作，夜间和清晨症状容易发生或加剧，由接触刺激物或呼吸道感染所诱发。

穴位 特效穴位包括膻中、孔最、膏肓。再加上足三里(见040页)、定喘(见067页)、肺俞(见066页)效果会更佳。

---

1 首先刮这里
▼
膻中

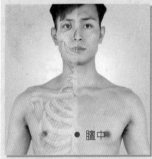

膻中

位于胸部，当前正中线上，平第四肋间，两乳头连线的中点。

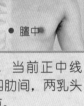

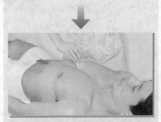

用角刮法刮拭膻中穴30次，可不出痧。

---

2 其次刮这里
▼
孔最

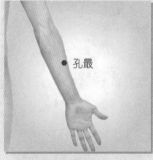

孔最

位于前臂掌面桡侧，当尺泽与太渊连线上，腕横纹上7寸。

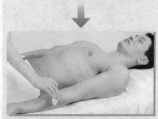

用刮痧板厚边棱角面侧刮拭孔最穴30次，以出痧为度。

---

3 最后刮这里
▼
膏肓

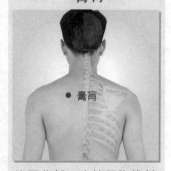

膏肓

位于背部，当第四胸椎棘突下，旁开3寸。

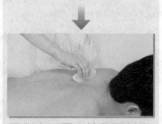

用刮痧板厚边棱角面斜刮膏肓穴30次，从上往下，手法连贯，以出痧为度。

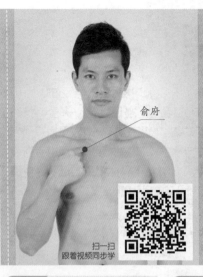

俞府

扫一扫
跟着视频同步学

胸闷

○胸闷，是一种自觉胸部闷胀及呼吸不畅的感觉，轻者可能是神经官能性的，即心脏、肺的功能失去调节引起的，经西医诊断无明显的器质性病变。严重者为心肺二脏的疾患引起，可由冠心病、心肌供血不足或慢性支气管炎、肺气肿、肺心病等导致。

穴位　特效穴位包括俞府、大包、天池。再加上中府(见062页)、膻中(见103页)、期门(见081页)、肺俞(见066页)、至阳(见053页)效果会更佳。

呼吸系统疾病

---

1 首先刮这里
▼
俞府

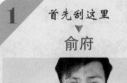

● 俞府

位于胸部，当锁骨下缘，前正中线旁开2寸。

↓

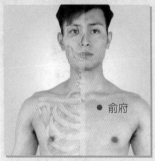

用面刮法刮拭俞府穴30次，以出痧为度。

---

2 其次刮这里
▼
大包

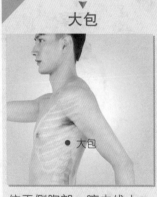

● 大包

位于侧胸部，腋中线上，当第六肋间隙处。

↓

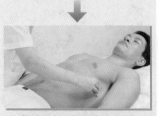

用角刮法刮拭大包穴30次，力度轻柔，以皮肤潮红出痧为度。

---

3 最后刮这里
▼
天池

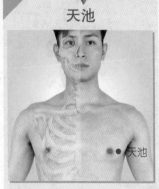

●● 天池

位于胸部，当第四肋间隙，乳头外1寸，前正中线旁开5寸。

↓

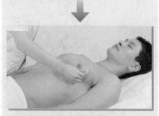

用角刮法刮拭天池穴30次，避开乳头，以皮肤潮红出痧为度。

呼吸系统疾病

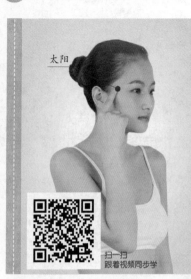

太阳

扫一扫
跟着视频同步学

空调病

○空调病指长时间在空调环境下工作学习的人，因空气不流通，环境不佳，出现鼻塞、头昏、打喷嚏、乏力、记忆力减退等症状，一般表现为疲乏无力、四肢肌肉关节酸痛、头痛、腰痛，严重者可引起口眼㖞斜。老人、儿童的身体抵抗力低下，空调冷气最容易攻破他们的呼吸道防线。

穴位 特效穴位包括太阳、迎香、风池。再加上大椎(见043页)、定喘(见067页)效果会更佳。

---

1 首先刮这里 ▼ 太阳

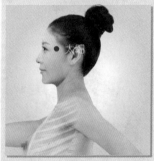

位于颞部，当眉梢与目外眦之间，向后约一横指的凹陷处。

↓

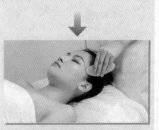

用刮痧板角部着力于太阳穴刮拭，逐渐加重，停留5～10秒，然后提起，一起一伏，反复10余次。

2 其次刮这里 ▼ 迎香

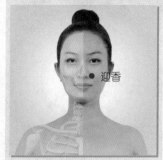

位于鼻翼外缘中点旁，当鼻唇沟中。

↓

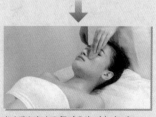

以刮痧板角部为着力点，着力于迎香穴，施以旋转回环的连续刮拭动作30次，不必出痧。

3 最后刮这里 ▼ 风池

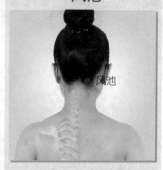

位于项部，当枕骨之下，与风府相平，胸锁乳突肌与斜方肌上端之间的凹陷处。

↓

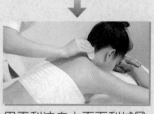

用面刮法自上而下刮拭风池穴，刮至皮肤出现痧痕为度。

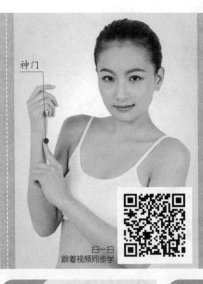

神门

扫一扫
跟着视频同步学

呕吐

○呕吐是临床常见病证，是机体的一种防御反射动作。可分为三个阶段，即恶心、干呕和呕吐。恶心常为呕吐的前驱症状，表现为上腹部有特殊不适感，常伴有头晕、流涎。呕吐常有诱因，如饮食不节，情志不遂，寒暖失宜，以及闻及不良气味等因素，皆可诱发，或使呕吐加重。

穴位 特效穴位包括下脘、神门、阳陵泉。再加上足三里(见040页)、气海(见097页)、内关(见101页)效果会更佳。

消化系统疾病

---

1 首先刮这里
▼
下脘

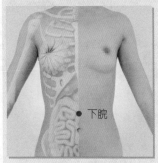

位于上腹部，前正中线上，当脐中上2寸。

↓

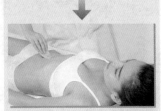

用角刮法自上而下刮拭下脘穴30次，力度适中，速度适中，以出痧为度。

---

2 其次刮这里
▼
神门

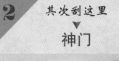

神门

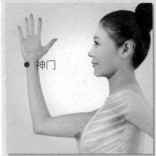

位于腕部，腕掌侧横纹尺侧端，尺侧腕屈肌腱的桡侧凹陷处。

↓

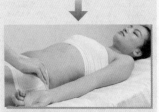

用面刮法重刮神门穴30次，自上而下刮拭，力度微重，速度适中，以出痧为度。

---

3 最后刮这里
▼
阳陵泉

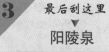

阳陵泉

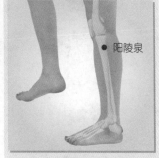

位于小腿外侧，腓骨头前下方凹陷处。

↓

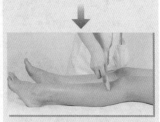

用角刮法重刮阳陵泉穴30次，力度微重，速度适中，可不出痧。

消化系统疾病

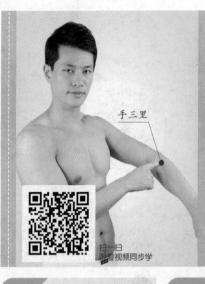

手三里

扫一扫
观看视频同步学

胃痛

○胃部是人体内重要的消化器官之一。胃痛是指上腹胃脘部近心窝处发生疼痛，是临床上一种很常见的病症。实际上引起胃痛的疾病原因有很多，有一些还是非常严重的疾病，常见于急慢性胃炎，胃、十二指肠溃疡病，胃黏膜脱垂，胃下垂，胰腺炎，胆囊炎及胆石症等疾病。

穴位 特效穴位包括胃俞、中脘、手三里。再加上天枢(见036页)、内关(见101页)、足三里(见040页)。

1 首先刮这里 ▼ 胃俞

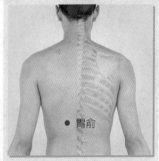

胃俞

位于背部，当第十二胸椎棘突下，旁开1.5寸。

↓

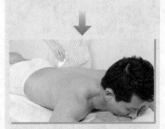

用角刮法刮拭胃俞穴30次，以出痧为度。

2 其次刮这里 ▼ 中脘

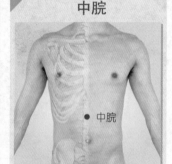

中脘

位于上腹部，前正中线上，当脐中上4寸。

↓

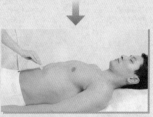

用角刮法由上向下刮拭中脘穴30次，可不出痧。

3 最后刮这里 ▼ 手三里

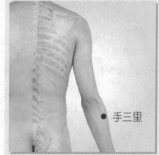

手三里

位于前臂背面桡侧，当阳溪穴与曲池穴连线上，肘横纹下2寸。

↓

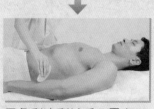

用角刮法刮拭手三里穴30次，力度适中，以微微出痧即可。

胃痉挛

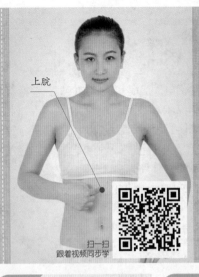

上脘

扫一扫
跟着视频同步学

○胃痉挛就是胃部肌肉抽搐，主要表现为上腹痛、呕吐等。出现胃痉挛时，主要是对症治疗，解痉止痛止呕。胃痉挛与体质和饮食等因素有关，应注意调整饮食结构，多锻炼，提高机体的抵抗力。

穴位 特效穴位包括梁门、不容、足三里。再加上中脘(见044页)、下脘(见071页)、上脘(见076页)、内关(见101页)效果会更佳。

---

1 首先刮这里
▼
梁门

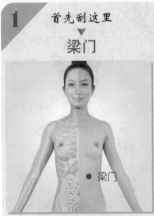

梁门

在上腹部，当脐中上4寸，距前正中线2寸。

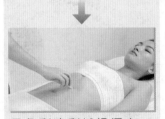

用角刮法刮拭梁门穴，由上至下刮拭30次，以皮下形成紫色痧斑、痧痕为度。

---

2 其次刮这里
▼
不容

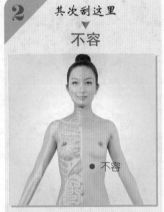

不容

位于上腹部，当脐中上6寸，距前正中线2寸。

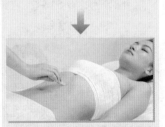

用角刮法由上至下轻刮不容穴30次，可不出痧。

---

3 最后刮这里
▼
足三里

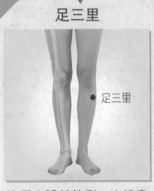

足三里

位于小腿前外侧，当犊鼻下3寸，距胫骨前缘一横指（中指）。

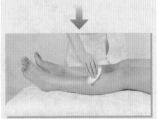

以刮痧板厚边棱角边侧为着力点，刮拭足三里穴1~3分钟，以皮下出微紫红或紫黑色痧痕为度。

消化系统疾病

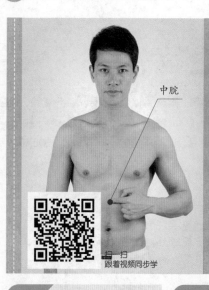

中脘

跟着视频同步学

消化不良

○消化不良是由胃动力障碍所引起的疾病，包括胃蠕动不好的胃轻瘫和食道反流病。其主要表现为上腹痛、早饱、腹胀、嗳气等。长期消化不良易导致肠内平衡被打乱，出现腹泻、便秘、腹痛和胃癌等，所以消化不良者平常要注意自己的饮食习惯，不宜食用油腻、辛辣、刺激的食物。

穴位 特效穴位包括中脘、肝俞、胃俞。再加上脾俞(见078页)效果会更佳。

---

1 首先刮这里 ▼ 中脘

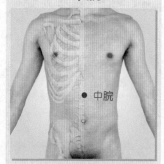

中脘

位于上腹部，前正中线上，当脐中上4寸。

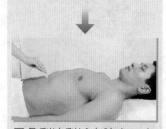

用角刮法刮拭中脘穴，由上至下30次，至皮肤发红，皮下紫色痧斑、痧痕形成为度。

2 其次刮这里 ▼ 肝俞

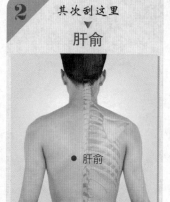

肝俞

位于背部，当第九胸椎棘突下，旁开1.5寸。

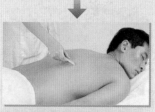

用刮痧板角部刮拭肝俞穴，由上至下刮拭30次，以皮肤发红，皮下紫色痧斑、痧痕形成为度。

3 最后刮这里 ▼ 胃俞

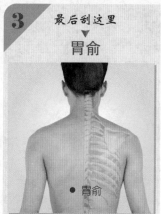

胃俞

位于背部，当第十二胸椎棘突下，旁开1.5寸。

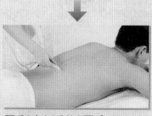

用刮痧板刮拭胃俞穴，由上至下刮拭30次，以皮肤发红，皮下紫色痧斑、痧痕形成为度。

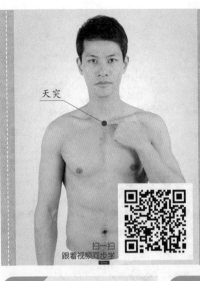

天突

扫一扫
跟着视频同步学

打嗝

○打嗝，中医称之为呃逆，指气从胃中上逆，喉间频频作声，声音急而短促，是生理上常见的一种现象，由横膈膜痉挛收缩引起。呃逆的原因有多种，一般病情不重，可自行消退。中医辨证时可分为胃中寒冷、胃气上逆、气逆痰阻、脾胃阳虚等症状。

穴位 特效穴位包括天突、内关、膈俞。再加上中脘(见044页)、气海(见097页)、足三里(见040页)、脾俞(见078页)、胃俞(见074页)效果会更佳。

消化系统疾病

---

1 首先刮这里 ▼ 天突

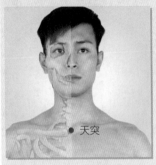

天突

位于颈部，当前正中线上，胸骨上窝中央。

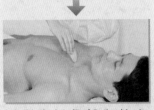

以刮痧板角部为着力点，着力于天突穴，施以旋转回环的连续刮拭动作30次。

2 其次刮这里 ▼ 内关

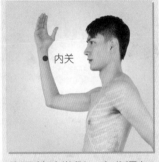

内关

位于前臂掌侧，当曲泽与大陵的连线上，腕横纹上2寸，掌长肌腱与桡侧腕屈肌腱之间。

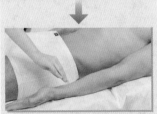

用角刮法重刮内关穴30次，由上至下，中间不宜停顿，一次刮完，以出痧为度。

3 最后刮这里 ▼ 膈俞

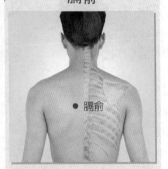

膈俞

位于背部，当第七胸椎棘突下，旁开1.5寸。

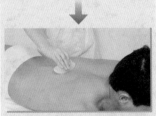

以刮痧板侧边为着力点，让刮痧板与表面皮肤成45°角，从上至下重刮膈俞穴30次。

消化系统疾病

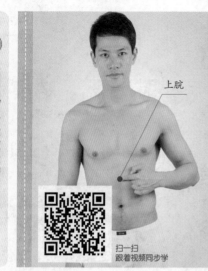

上脘

扫一扫
跟着视频同步学

腹胀

○腹胀是一种常见的消化系统症状，引起腹胀的原因主要见于胃肠道胀气，各种原因所致的腹水、腹腔肿瘤等。当胃肠道内产气过多，而肠道内的气体又不能从肛门排出体外时，则可导致腹胀。

穴位 特效穴位包括小肠俞、上脘、太冲。再加上大椎(见043页)、肝俞(见074页)、胃俞(见074页)、大肠俞(见078页)、中脘(见044页)、天枢(见036页)、足三里(见040页)效果会更佳。

1 首先刮这里 ▼ 小肠俞

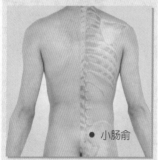

● 小肠俞

位于骶部，当骶正中嵴旁1.5寸，平第一骶后孔。

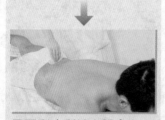

用面刮法刮拭小肠俞穴，由上至下刮拭30次，中间不宜停顿，以皮肤发红为度。

2 其次刮这里 ▼ 上脘

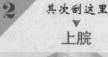
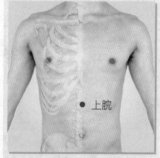

● 上脘

位于上腹部，前正中线上，当脐中上5寸。

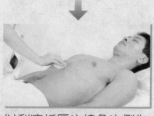

以刮痧板厚边棱角边侧为着力点，从上至下重刮上脘穴30次，以出痧为度。

3 最后刮这里 ▼ 太冲

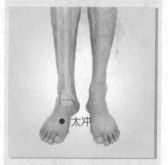

● 太冲

位于足背侧，当第一跖骨间隙的后方凹陷处。

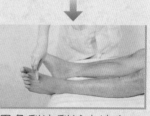

用角刮法刮拭太冲穴30次，力度适中，避开骨头，可不出痧。

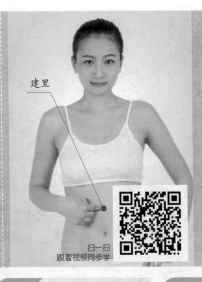

建里

扫一扫
跟着视频同步学

腹泻

○腹泻是大肠疾病最常见的一种症状，是指排便次数明显超过日常习惯的排便次数，粪质稀薄，水分增多，每日排便总量超过200克。腹泻主要分为急性与慢性两种，急性腹泻发病时期为一至两个星期，但慢性腹泻发病时长则在2个月以上，多由肛肠疾病所引起。

穴位 特效穴位包括天突、建里、天枢。再加上中脘(见044页)、气海(见097页)效果会更佳。

消化系统疾病

---

1 首先刮这里 ▼ 天突	2 其次刮这里 ▼ 建里	3 最后刮这里 ▼ 天枢
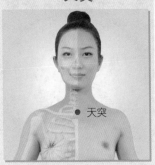 天突	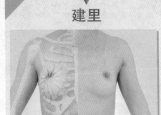 建里	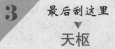 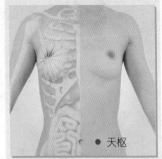 天枢
位于颈部，当前正中线上，胸骨上窝中央。	位于上腹部，前正中线上，当脐中上3寸。	位于腹中部，距脐中2寸。
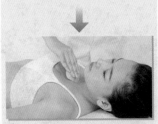	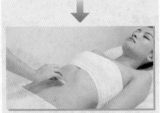	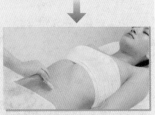
以刮痧板厚边棱角为着力点，刮颈部天突穴30次，力度适中，可不出痧。	以刮痧板角部为着力点，刮拭建里穴30次，由上向下刮，以出痧为度。	用面刮法刮拭天枢穴30次，以出痧为度。

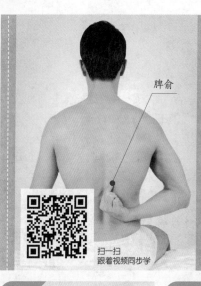

脾俞

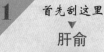

扫一扫
跟着视频同步学

消化系统疾病

便秘

〇便秘是临床常见的复杂症状，而不是一种疾病，主要是指排便次数减少、粪便量减少、粪便干结、排便费力等。引起功能性便秘的原因有：饮食不当，如饮水过少或进食含纤维素的食物过少；生活压力过大，精神紧张；滥用泻药，对药物产生依赖；结肠运动功能紊乱；年老体虚，排便无力等。

穴位 特效穴位包括肝俞、脾俞、大肠俞。再加上关元(093页)效果会更佳。

---

1 首先刮这里	2 其次刮这里	3 最后刮这里
▼ 肝俞	▼ 脾俞	▼ 大肠俞

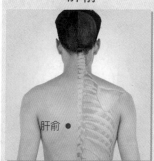

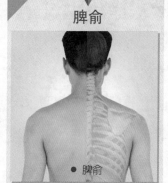

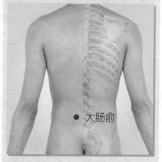

位于背部，当第九胸椎棘突下，旁开1.5寸。

位于背部，当第十一胸椎棘突下，旁开1.5寸。

位于腰部，当第四腰椎棘突下，旁开1.5寸。

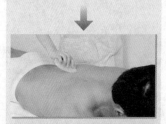

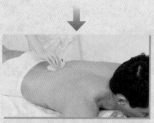

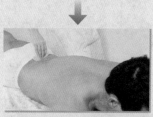

用面刮法刮拭肝俞穴，以出痧为度，刮痧要由上往下轻刮，不可逆刮。

用面刮法从上往下刮拭脾俞穴，以出痧为度。

用面刮法刮拭大肠俞穴，以出痧为度。刮痧要由上往下轻刮，不可逆刮。

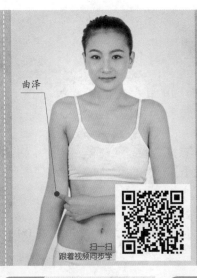

曲泽

扫一扫
跟着视频同步学

痢疾

○痢疾为急性肠道传染病之一，临床表现为腹痛、腹泻、里急后重、排脓血便，伴全身中毒等症状。一般起病急，以高热、腹泻、腹痛为主要症状，可发生惊厥、呕吐，多为疫毒痢。

穴位　特效穴位包括大杼、曲泽、上巨虚。再加上大椎（见043页）、膏肓（见068页）、委中（见163页）、天枢（见036页）、足三里（见040页）、阴陵泉（见055页）效果会更佳。

消化系统疾病

---

1 首先刮这里 ▼ **大杼**

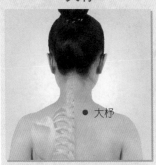

大杼

位于背部，当第一胸椎棘突下，旁开1.5寸。

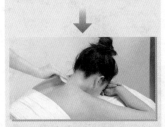

用面刮法刮拭大杼穴，从上至下重刮30次，以出痧为度。

---

2 其次刮这里 ▼ **曲泽**

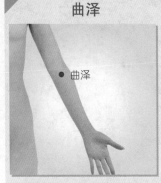

曲泽

位于肘横纹中，当肱二头肌腱的尺侧缘。

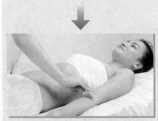

用面刮法由上至下重刮曲泽穴30次，以出痧为度。

---

3 最后刮这里 ▼ **上巨虚**

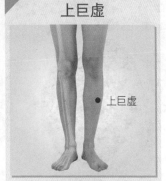

上巨虚

位于小腿前外侧，当犊鼻下6寸，距胫骨前缘一横指（中指）。

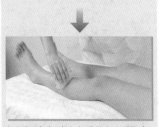

以刮痧板侧边刮拭上巨虚穴10~15遍，由上至下，中间不宜停顿，至皮肤发红为止。

消化系统疾病

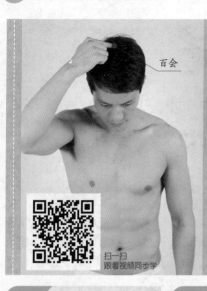

百会

扫一扫
跟着视频同步学

痔疮

○痔疮又称痔核，是肛门科最常见的疾病。临床上分为三种类型：位于齿线以上的为内痔，在肛门齿线以外的为外痔，二者混合存在的称混合痔。其主要表现为：外痔感染发炎或形成血栓外痔时，则局部肿痛。内痔主要表现为便后带血，重者有不同程度贫血。

穴位 特效穴位包括百会、大肠俞、孔最。再加上肾俞(见105页)、足三里(见040页)、三阴交(见110页)效果会更佳。

1 首先刮这里 ▼ 百会	2 其次刮这里 ▼ 大肠俞	3 最后刮这里 ▼ 孔最

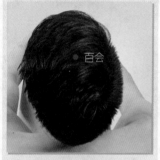

百会

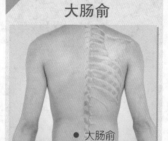

大肠俞

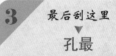

孔最

位于头部，当前发际正中直上5寸，或两耳尖连线的中点处。

位于腰部，当第四腰椎棘突下，旁开1.5寸。

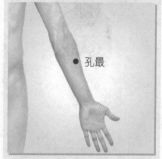

位于前臂掌面桡侧，当尺泽与太渊连线上，腕横纹上7寸。

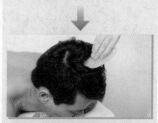

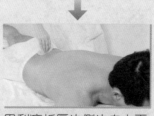

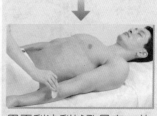

用刮痧板角部刮拭百会穴，有酸胀感时停5~10秒，然后提起，一起一伏，反复10余次。

用刮痧板厚边侧边自上而下刮拭大肠俞穴30次，刮至皮肤发红为止。

用面刮法刮拭孔最穴，从上往下刮拭1~3分钟，以潮红出痧为度。

肝炎

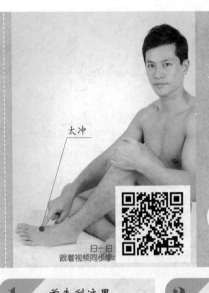

太冲

扫一扫
跟着视频同步学

○肝炎是肝脏出现的炎症。肝炎致病的原因各异，最常见的是病毒造成的，此外还有自身免疫造成的。肝炎的早期症状及表现有食欲减退，消化功能差，进食后腹胀，没有饥饿感。

穴位

特效穴位包括太冲、期门、悬枢。再加上至阳(见053页)、中脘(见101页)、膈俞(见075页)、三焦俞(见108页)、章门(见056页)、阴陵泉(见055页)效果会更佳。

消化系统疾病

---

1 首先刮这里 ▼ 太冲

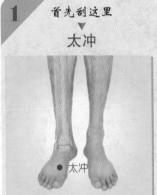

太冲

位于足背侧，当第一跖骨间隙的后方凹陷处。

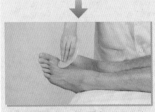

用刮痧板一角反复刮拭太冲穴30次，以局部酸痛或出痧为度。

2 其次刮这里 ▼ 期门

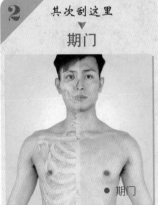

期门

位于胸部，乳头直下，第六肋间隙，前正中线旁开4寸。

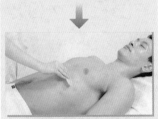

以刮痧板侧边为着力点，由上至下反复刮拭期门穴30次，可不出痧。

3 最后刮这里 ▼ 悬枢

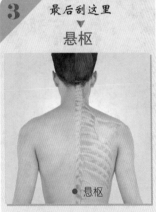

悬枢

位于腰部，后正中线上，第一腰椎棘突下凹陷中。

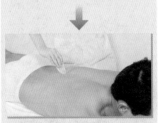

以刮痧板角部为着力点，带动皮肤下面的组织搓揉活动，刮拭悬枢穴30次，以出痧为度。

胆结石

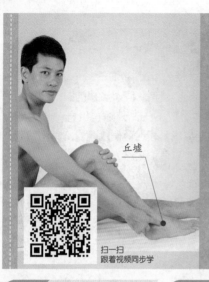

丘墟

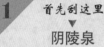

扫一扫
跟着视频同步学

○胆结石是指发生在胆囊内的结石所引起的疾病，是一种常见病。随着生活水平的提高，卫生条件的改善，我国的胆石症已由以胆管的胆色素结石为主逐渐转变为以胆囊胆固醇结石为主。

穴位

特效穴位包括阴陵泉、期门、丘墟。再加上膻中(见103页)、中脘(见044页)、日月(见058页)、曲泉(见107页)、地机(见176页)、三阴交(见110页)、至阳(见053页)效果会更佳。

1 首先刮这里	2 其次刮这里	3 最后刮这里
▼ **阴陵泉**	▼ **期门**	▼ **丘墟**

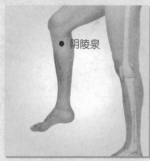

阴陵泉

位于小腿内侧，当胫骨内侧髁后下方凹陷处。

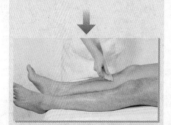

用刮痧板的角部为着力点，从上往下刮拭阴陵泉穴30次，以出痧为度。

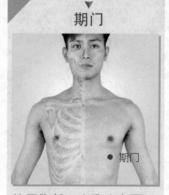

期门

位于胸部，当乳头之下，第六肋间隙，前正中线旁开4寸。

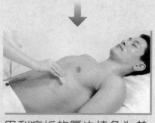

用刮痧板的厚边棱角为着力点，从上往下刮拭期门穴50次，至皮肤发红。

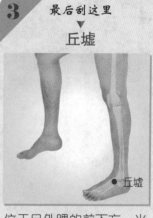

丘墟

位于足外踝的前下方，当趾长伸肌腱的外侧凹陷处

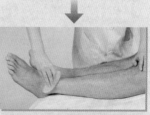

用刮痧板的厚边棱角为着力点，从上往下刮拭丘墟穴30次，至皮肤发红。

消化系统疾病

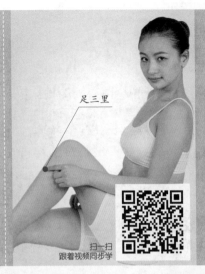

足三里

扫一扫
跟着视频同步学

急性肠炎

○急性肠炎是消化系统疾病中较为常见的疾病，由肠道细菌、病毒感染或饮食不当（如食用了变质食物，食物中带有化学物质、寄生虫，食物过敏）等因素引起。临床表现为发热、腹痛、腹泻、腹胀，伴有不同程度的恶心呕吐，粪便为黄色水样便，四肢无力，严重者可导致身体脱水，甚至发生休克。

穴位 特效穴位包括天枢、内关、足三里。再加上关元（见093页）效果会更佳。

1 首先刮这里 ▼ 天枢

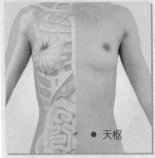

● 天枢

位于腹中部，距脐中2寸。

以刮痧板角部为着力点，由上至下刮拭天枢穴3～5分钟，以出痧为度。

2 其次刮这里 ▼ 内关

● 内关

位于前臂掌侧，当曲泽与大陵的连线上，腕横纹上2寸，掌长肌腱与桡侧腕屈肌腱之间。

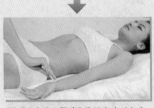

用刮痧板角部刮拭内关穴2～3分钟，并用刮痧板的棱角点揉穴位。

3 最后刮这里 ▼ 足三里

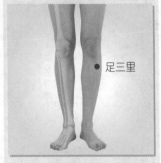

● 足三里

位于小腿前外侧，当犊鼻下3寸，距胫骨前缘一横指（中指）。

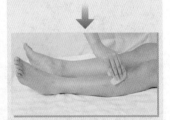

用刮痧板角部刮拭足三里穴3～5分钟，并用刮痧板的一角点揉穴位。

消化系统疾病

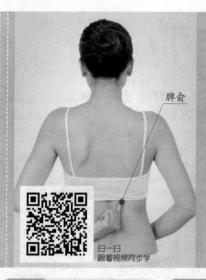

脾俞

扫一扫
跟着视频同步学

慢性胃炎

○慢性胃炎是指不同病因引起的各种慢性胃黏膜炎性病变，是一种常见病，其发病率在胃病中居首位。临床上，大多数病人常无症状或有程度不同的消化不良症状，如上腹隐痛、食欲减退、餐后饱胀、反酸等。

穴位 特效穴位包括中脘、足三里、脾俞。再加上胃俞(见074页)效果会更佳。

1 首先刮这里 ▼ 中脘

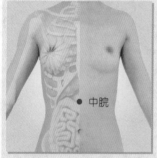

• 中脘

位于上腹部，前正中线上，当脐中上4寸。

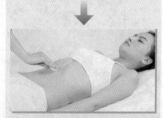

用刮痧板角部由上至下刮拭中脘穴3~5分钟，速度适中，以出痧为度。

2 其次刮这里 ▼ 足三里

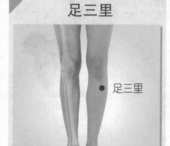

• 足三里

位于小腿前外侧，当犊鼻下3寸，距胫骨前缘一横指（中指）。

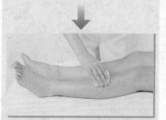

用刮痧板一角由上至下刮拭足三里穴3~5分钟，力度微重。

3 最后刮这里 ▼ 脾俞

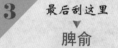

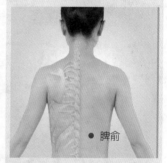

• 脾俞

位于背部，当第十一胸椎棘突下，旁开1.5寸。

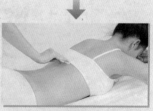

用刮痧板厚边为着力点，刮拭脾俞穴30次，手法宜轻，以出痧为度。

慢性胆囊炎

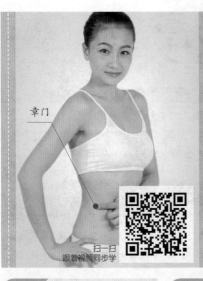

章门

扫一扫
跟着视频同步学

○慢性胆囊炎是指胆汁刺激、胰液向胆道反流，以及胆红素和类脂质代谢失调等所引起的疾病。本病多见于35～55岁的中年人，女性发病较男性为多，尤多见于肥胖且多次妊娠的妇女。临床主要表现为反复发作、腹胀，右上腹及上腹不适或疼痛，常放射至右肩背，伴嗳气反酸等消化不良症状。

穴位 特效穴位包括日月、章门、肝俞。再加上中脘(见084页)效果更佳。

消化系统疾病

---

1 首先刮这里 ▼ **日月**

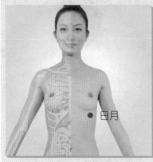

日月

位于上腹部，当乳头直下，第七肋间隙，前正中线旁开4寸。

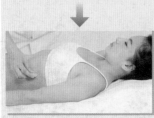

用刮痧板角部从内往外刮拭日月穴60次，力度适中，以潮红出痧为度。

---

2 其次刮这里 ▼ **章门**

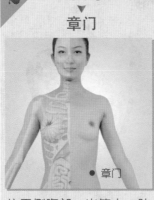

章门

位于侧腹部，当第十一肋游离端的下方。

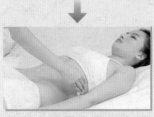

用刮痧板厚边刮拭章门穴，由上至下刮拭1～3分钟，直至皮肤发红。

---

3 最后刮这里 ▼ **肝俞**

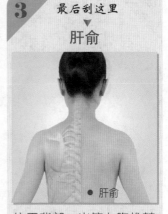

肝俞

位于背部，当第九胸椎棘突下，旁开1.5寸。

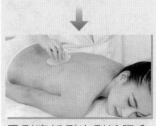

用刮痧板侧边刮拭肝俞穴，由上至下刮拭1～3分钟，直至皮肤发红。

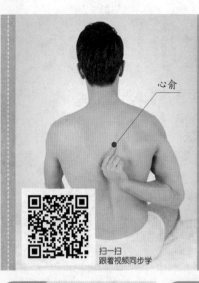

心俞

扫一扫
跟着视频同步学

神经衰弱

○神经衰弱是指大脑由于长期情绪紧张及精神压力大，从而使精神活动能力减弱的功能障碍性病症。其主要特征是易兴奋，脑力易疲劳，记忆力减退等，伴有各种躯体不适症状。

穴位

特效穴位包括风池、内关、心俞。
再加上百会(见097页)、风府(见122页)、太阳(见127页)、胆俞(见031页)、膻中(见103页)、章门(见056页)、足三里(见040页)、三阴交(见110页)效果会更佳。

---

1 首先刮这里
▼ 风池

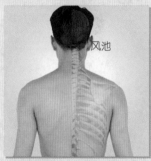

风池

位于项部，当枕骨之下，与风府相平，胸锁乳突肌与斜方肌上端之间的凹陷处。

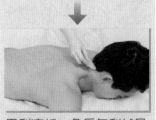

用刮痧板一角反复刮拭风池穴100次，至皮肤发热为度。

2 其次刮这里
▼ 内关

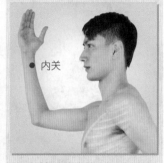

内关

位于前臂掌侧，曲泽与大陵的连线上，腕横纹上2寸，掌长肌腱与桡侧腕屈肌腱之间。

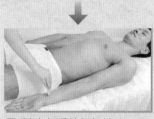

用刮痧板刮拭内关穴100次，力度由轻至重再至轻，刮至皮肤发红为度。

3 最后刮这里
▼ 心俞

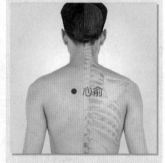

心俞

位于背部，当第五胸椎棘突下，旁开1.5寸。

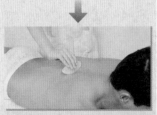

用刮痧板的厚边刮拭心俞穴，由上至下，刮拭60次，至皮肤发红为止。

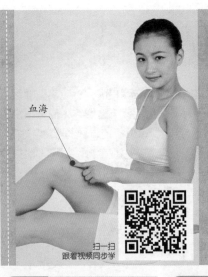

血海

扫一扫
跟着视频同步学

眩晕

○眩晕分为周围性眩晕和中枢性眩晕。中枢性眩晕是由脑组织、脑神经疾病如高血压、动脉硬化等脑血管疾病引起。周围性眩晕发作时多伴有耳聋、耳鸣、恶心、呕吐、出冷汗等植物神经系统症状。如不及时治疗容易引起痴呆、脑血栓、脑出血、脑卒中偏瘫，甚至猝死等情况。

穴位 特效穴位包括百会、血海、足三里。再加上阴陵泉(见055页)、三阴交(见110页)效果会更佳。

神经和精神系统疾病

1 首先刮这里 ▼ 百会

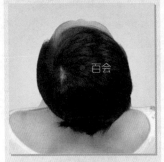

位于头部，当前发际正中直上5寸，或两耳尖连线的中点处。

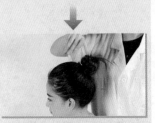

用刮痧板角部点压、按揉百会穴，由浅入深缓慢地着力，以百会穴有明显酸麻胀痛感为度。

2 其次刮这里 ▼ 血海

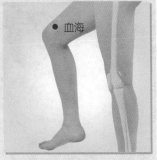

屈膝时位于大腿内侧，髌底内侧端上2寸，当股四头肌内侧头的隆起处。

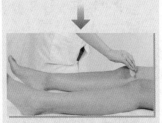

用刮痧板侧边重刮血海穴30次，以出痧为度。

3 最后刮这里 ▼ 足三里

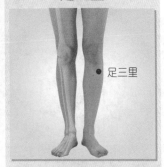

位于小腿前外侧，当犊鼻下3寸，距胫骨前缘一横指（中指）。

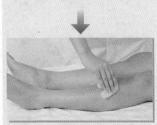

以刮痧板厚边棱角边侧为着力点，重刮足三里穴30次，以出痧为度。

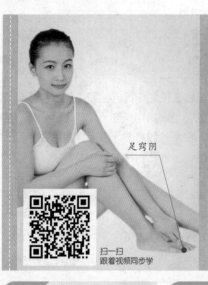

足窍阴

扫一扫
跟着视频同步学

失眠

○失眠是指无法入睡或无法保持睡眠状态，即睡眠失常。失眠虽不属于危重疾病，但影响人们的日常生活。睡眠不足会导致健康不佳，生理节奏被打乱，继之引起人的疲劳感，出现全身不适、无精打采、反应迟缓、头痛、记忆力减退等症状。

穴位 特效穴位包括心俞、神门、足窍阴。再加上三阴交(见110页)效果会更佳。

---

1 首先刮这里
▼
心俞

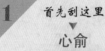
心俞

位于背部，当第五胸椎棘突下，旁开1.5寸。

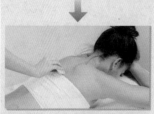

用刮痧板刮拭左右心俞穴各30次，以出痧为度。

---

2 其次刮这里
▼
神门

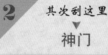
神门

位于腕部，腕掌侧横纹尺侧端，尺侧腕屈肌腱的桡侧凹陷处。

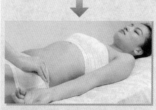

以刮痧板一角为着力点，刮拭双手神门穴各30次，可不出痧。

---

3 最后刮这里
▼
足窍阴

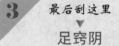
足窍阴

位于足第四趾末节外侧，距趾甲角0.1寸。

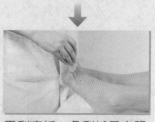

用刮痧板一角刮拭足窍阴穴30次，可不出痧。

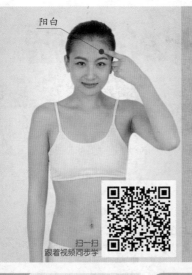

三叉神经痛

◎三叉神经痛是最常见的脑神经疾病，多发生于中老年人，右侧头面部多于左侧。主要特点是：发病骤发、骤停，疼痛呈刀割样、烧灼样，具有剧烈性、顽固性、难以忍受等特点。

扫一扫
跟着视频同步学

穴位

特效穴位包括颊车、阳白、侠溪。再加上太阳(见127页)、下关(见178页)、四白(见181页)、攒竹(见181页)、承浆(见142页)、合谷(见146页)效果会更佳。

神经和精神系统疾病

---

1 首先刮这里 ▼ 颊车

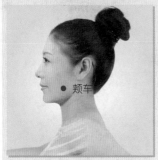

位于面颊部，下颌角前上方约一横指（中指），当咀嚼时咬肌隆起，按之凹陷处。

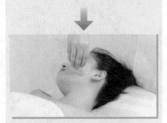

以刮痧板角部为着力点，着力颊车穴，施以旋转回环的连续刮拭动作30次。

---

2 其次刮这里 ▼ 阳白

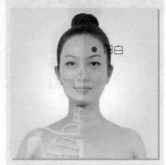

位于前额部，当瞳孔直上，眉上1寸。

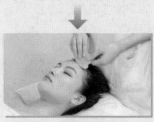

以刮痧板厚边棱角边侧为着力点，轻刮阳白穴30次。

---

3 最后刮这里 ▼ 侠溪

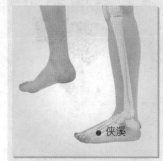

在足背外侧，当第四、五趾间，趾蹼缘后方赤白肉际处。

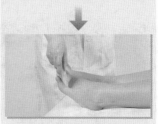

以刮痧板角部为着力点，轻刮侠溪穴30次，力度适中，可不出痧。

神经和精神系统疾病

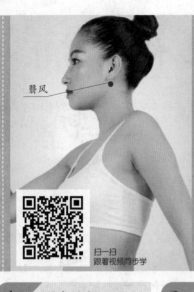

翳风

扫一扫
跟着视频同步学

面神经麻痹

○面神经麻痹也叫面瘫。临床主要表现为患侧面部肌瘫痪，眼裂大，眼睑不能闭合，流泪，鼻唇沟变平坦，口角下垂，流涎，不能皱额蹙眉，额纹消失，鼓腮漏气，示齿困难，部分病人耳或乳突部有疼痛感。

穴位 特效穴位包括颊车、翳风、风池。再加上合谷（见126页）、太冲（见041页）效果会更佳。

---

1 首先刮这里 ▼ 颊车

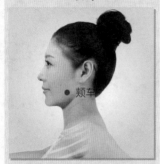

颊车

位于面颊部，下颌角前上方约一横指（中指），当咀嚼时咬肌隆起，按之凹陷处。

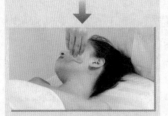

用刮痧板角部刮拭颊车穴2~3分钟，力度轻柔，以出痧为度。

2 其次刮这里 ▼ 翳风

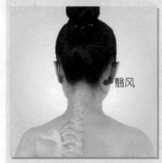

翳风

位于耳垂后方，当乳突与下颌角之间的凹陷处。

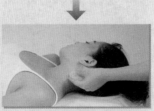

用刮痧板角部刮拭翳风穴30次，力度适中，稍出痧即可。

3 最后刮这里 ▼ 风池

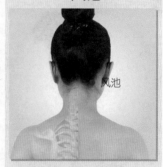

风池

位于后颈部后头骨下，与耳垂齐平，胸锁乳突肌与斜方肌上端之间的凹陷处。

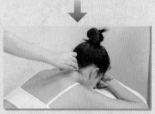

用刮痧板角部刮拭风池穴30次，力度适中，稍出痧即可。

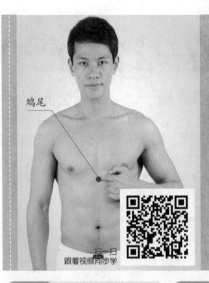

鸠尾

癫痫

○癫痫俗称"羊癫风"，是大脑神经元突发性异常放电导致短暂的大脑功能障碍的一种慢性疾病。以突然昏仆、口吐涎沫、两目上视、四肢抽搐，或口中如有猪羊叫声等为临床特征，可表现为自主神经、意识及精神障碍。

穴位　特效穴位包括鸠尾、行间、筋缩。再加上丰隆(见036页)、太冲(见041页)效果会更佳。

扫一扫
跟着视频同步学

神经和精神系统疾病

1　首先刮这里 ▼ 鸠尾

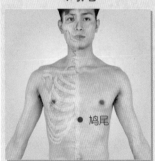

鸠尾

位于上腹部，前正中线上，当胸剑结合部下1寸。

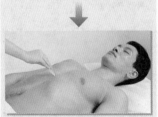

用刮痧板一角刮拭鸠尾穴30次，力度适中，以皮肤潮红出痧为度。

2　其次刮这里 ▼ 行间

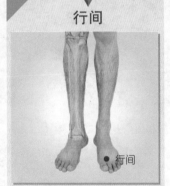

行间

位于足背侧，当第一、二趾间，趾蹼缘的后方赤白肉际处。

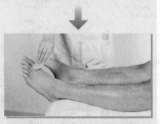

用刮痧板角部刮拭行间穴30次，由上至下，力度微重，以出痧为度。

3　最后刮这里 ▼ 筋缩

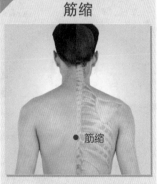

筋缩

位于背部，后正中线上，第九胸椎棘突下凹陷中。

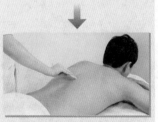

用角刮法刮拭背部的筋缩穴30次，力度微重，可不出痧。

神经和精神系统疾病

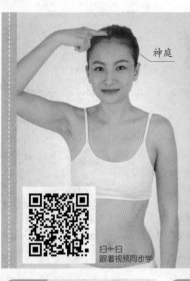

神庭

扫十扫
跟着视频同步学

疲劳综合征

○疲劳综合征患者心理方面的异常表现要比身体方面的症状出现得早，自觉较为突出。实际上疲劳感多源于体内的各种功能失调，典型表现为：短期记忆力减退或注意力不集中、咽痛、肌肉酸痛、无红肿的关节疼痛、头痛、睡眠后精力不能恢复、体力或脑力劳动后身体感觉不适。

穴位 特效穴位包括神庭、太阳、合谷。再加上足三里(见040页)、气海(见097页)效果会更佳。

---

1 首先刮这里 ▼ 神庭

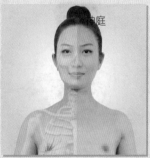

神庭

位于头部，当前发际正中直上0.5寸。

⬇

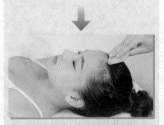

用面刮法刮拭神庭穴15~30遍，力度适中，以皮肤潮红发热为度。

2 其次刮这里 ▼ 太阳

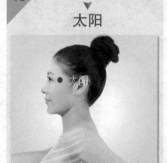

太阳

位于颞部，当眉梢与目外眦之间，向后约一横指的凹陷处。

⬇

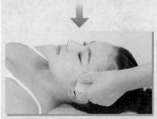

用刮痧板一角刮拭太阳穴1~2分钟，以潮红发热为度。

3 最后刮这里 ▼ 合谷

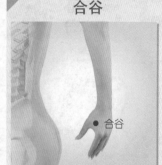

合谷

位于手背，第一、二掌骨间，当第二掌骨桡侧的中点处。

⬇

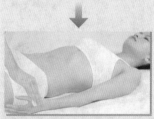

用刮痧板一角刮拭合谷穴15~30次，力度适中，以潮红为度。

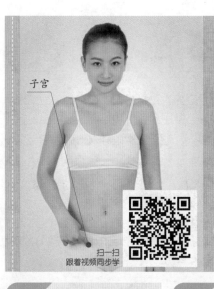

子宫

扫一扫
跟着视频同步学

月经不调

○月经是机体由于受垂体前叶及卵巢内分泌激素的
调节而呈现的有规律的周期性子宫内膜脱落现象。
月经不调是指月经的周期、经色、经量、经质发生
了改变。如垂体前叶或卵巢功能异常，就会发生月
经不调。

妇产科疾病

穴位　特效穴位包括关元、子宫、三阴交。
再加上气海(见097页)、中极(见096页)、
血海(见037页)、肝俞(见074页)、肾俞
(见105页)效果会更佳。

1 首先刮这里 ▼ 关元	**2** 其次刮这里 ▼ 子宫	**3** 最后刮这里 ▼ 三阴交

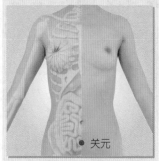

关元

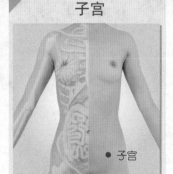

子宫

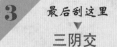
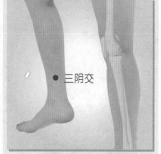

三阴交

位于下腹部，前正中线上，当脐中下3寸。	位于下腹部，当脐中下4寸，中极旁开3寸。	位于小腿内侧，当足内踝尖上3寸，胫骨内侧缘后方。

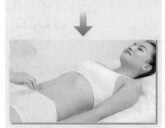

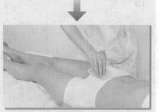

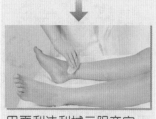

用刮痧板一角着力于关元穴，均匀轻柔地刮拭，重复20~30次，刮至不再出现新痧为止。	用刮痧板一角着力于气海穴点刮，再刮至子宫穴，均匀轻柔地刮拭，重复20~30次。	用面刮法刮拭三阴交穴，要从上往下刮拭。重复20~30次，刮至不再出现新痧为止。

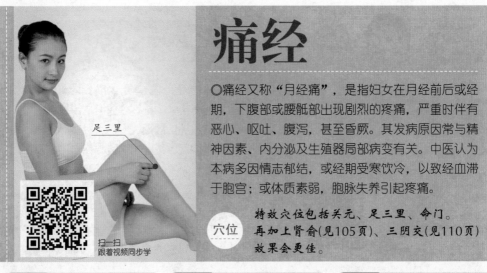

足三里

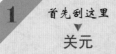
扫一扫
跟着视频同步学

痛经

○痛经又称"月经痛"，是指妇女在月经前后或经期，下腹部或腰骶部出现剧烈的疼痛，严重时伴有恶心、呕吐、腹泻，甚至昏厥。其发病原因常与精神因素、内分泌及生殖器局部病变有关。中医认为本病多因情志郁结，或经期受寒饮冷，以致经血滞于胞宫；或体质素弱，胞脉失养引起疼痛。

穴位 特效穴位包括关元、足三里、命门。再加上肾俞(见105页)、三阴交(见110页)效果会更佳。

---

1 首先刮这里 ▼ 关元

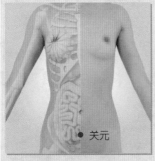

关元

位于下腹部，前正中线上，当脐中下3寸。

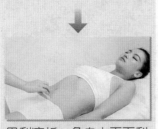

用刮痧板一角自上而下刮拭关元穴30次，以出痧为度。

2 其次刮这里 ▼ 足三里

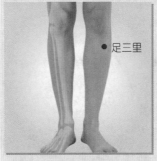

足三里

位于小腿前外侧，当犊鼻下3寸，距胫骨前缘一横指（中指）。

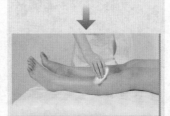

用刮痧板的侧边刮拭足三里穴30次，以皮肤潮红出痧为度。

3 最后刮这里 ▼ 命门

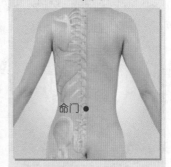

命门

位于腰部，当后正中线上，第二腰椎棘突下凹陷中。

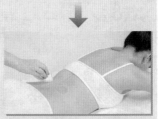

让刮痧板与皮肤成45°角，用角部从里往外刮拭背部命门穴30次，以出痧为度。

妇产科疾病

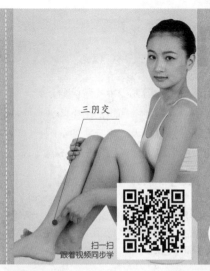

三阴交

扫一扫
跟着视频同步学

崩漏

○崩漏是指妇女非周期性子宫出血，其发病急骤，暴下如注，大量出血者为"崩"；病势缓，出血量少，淋漓不绝者为"漏"。崩与漏虽出血情况不同，但在发病过程中两者常互相转化，如崩血量渐少，可能转化为漏，漏势发展又可能变为崩，故临床多以"崩漏"并称。

穴位　特效穴位包括曲池、血海、三阴交。再加上肾俞（见105页）效果会更佳。

1 首先刮这里 ▼ 曲池

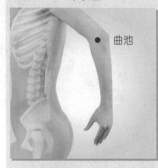

曲池

位于肘横纹外侧端，屈肘，当尺泽与肱骨外上髁连线中点。

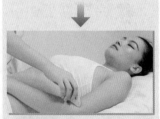

以刮痧板角部着力于曲池穴，施以旋转回环的连续刮拭动作30次，以穴位处出痧为度。

2 其次刮这里 ▼ 血海

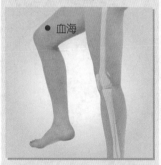

血海

屈膝时，位于髌骨底内侧缘上2寸，当股四头肌内侧头的隆起处。

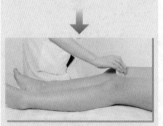

以刮痧板厚棱面侧为着力点，从上至下刮拭血海穴30次，至皮下紫色痧斑、痧痕形成为止。

3 最后刮这里 ▼ 三阴交

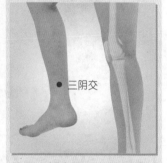

三阴交

位于小腿内侧，当足内踝尖上3寸，胫骨内侧缘后方。

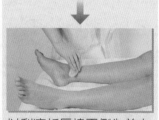

以刮痧板厚棱面侧为着力点，从上至下刮拭三阴交穴30次，至皮下紫色痧斑、痧痕形成为止。

妇产科疾病

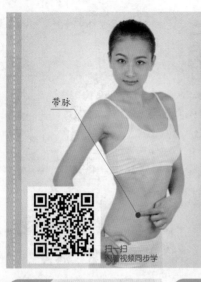

带脉

扫一扫
视频视频同步学

带下病

○带下病指阴道分泌多量或少量的白色分泌物，有臭味及异味，色泽异常，常与生殖系统局部炎症、肿瘤或身体虚弱等因素有关。中医认为本病多因湿热下注或气血亏虚，致带脉失约，冲任失调而成。

穴位

特效穴位包括带脉、中极、太溪。再加上气海(见097页)、关元(见093页)、三阴交(见110页)、命门(见094页)、脾俞(见078页)、肾俞(见105页)、次髎(见038页)效果会更佳。

---

1 首先刮这里 ▼ 带脉

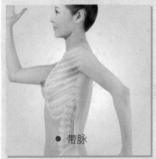

● 带脉

位于侧腹部，章门下1.8寸，当第十一肋骨游离端下方垂线与脐水平线的交点上。

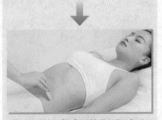

用刮痧板角部横刮带脉穴30次，用力平稳，逐渐加重，以潮红出痧为度。

2 其次刮这里 ▼ 中极

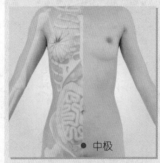

● 中极

位于下腹部，前正中线上，当脐中下4寸。

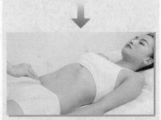

在中极穴上涂抹经络油，用刮痧板角部刮拭中极穴30次，以皮肤潮红出痧为度。

3 最后刮这里 ▼ 太溪

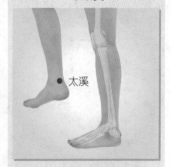

太溪

位于足内侧，内踝后方，当内踝尖与跟腱之间的凹陷处。

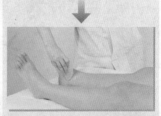

用刮痧板角部刮拭太溪穴30次，从上往下刮拭，刮至潮红出痧为度。

妇产科疾病

子宫脱垂

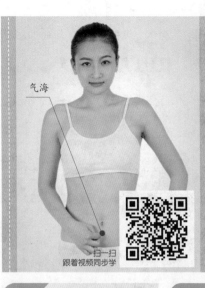

气海

扫一扫
跟着视频同步学

○子宫脱垂又名子宫脱出，本病是指子宫从正常位置沿阴道向下移位的病症。其病因为支托子宫及盆腔脏器之组织损伤或失去支托力，以及骤然或长期增加腹压所致。常见症状为腹部下坠、腰酸。严重者会出现排尿困难，或尿频、尿潴留、尿失禁及白带多等症状。

穴位　特效穴位包括百会、气海、血海。再加上关元(见093页)、三阴交(见110页)、照海(见162页)效果会更佳。

---

1 首先刮这里
▼
百会

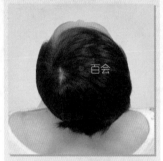

百会

位于头部，当前发际正中直上5寸，或两耳尖连线的中点处。

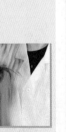

用刮痧板角部着力于百会穴，由浅入深缓慢地点揉按压，以百会穴有明显酸麻胀痛感为度。

---

2 其次刮这里
▼
气海

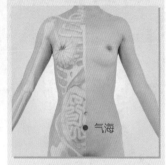

气海

位于下腹部，前正中线上，当脐中下1.5寸。

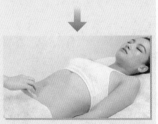

手握刮痧板，用刮痧板一角刮拭气海穴，由轻渐重，重复20～30次，刮至不再出现新痧为止。

---

3 最后刮这里
▼
血海

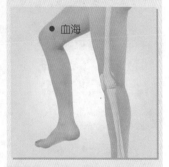

血海

屈膝，位于大腿内侧，髌底内侧端上2寸，当股四头肌内侧头的隆起处。

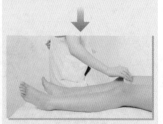

用刮痧板厚边侧为着力点，从上往下刮拭血海穴20～30次，刮至不再出现新痧为止。

妇产科疾病

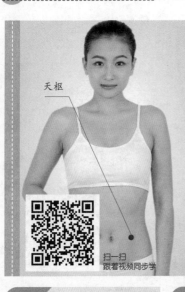

天枢

扫一扫
跟着视频同步学

慢性盆腔炎

○慢性盆腔炎指女性内生殖器官、周围结缔组织及盆腔腹膜发生的慢性炎症，此病反复发作，经久不愈。常因为急性炎症治疗不彻底或因患者体质差，病情迁移所致，临床表现为下腹坠痛或腰骶部酸痛，伴有低热、白带多、月经多、不孕等。此症较顽固，当机体抵抗力下降时可诱发急性发作。

穴位 特效穴位包括腰阳关、天枢、三阴交。再加上关元(见093页)效果会更佳。

---

1 首先刮这里 ▼

腰阳关

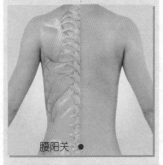

腰阳关 ●

位于腰部，当后正中线上，第四腰椎棘突下凹陷中。

↓

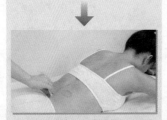

以刮痧板侧边为着力点，重刮腰阳关穴30次，至皮肤发红，皮下紫色痧斑、痧痕形成为止。

---

2 其次刮这里 ▼

天枢

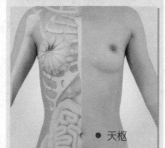

● 天枢

位于腹中部，距脐中2寸。

↓

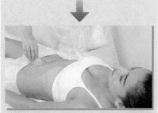

以刮痧板角部为着力点，刮天枢穴30次，至皮肤发红，皮下紫色痧斑、痧痕形成为止。

---

3 最后刮这里 ▼

三阴交

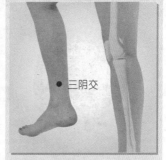

● 三阴交

位于小腿内侧，当足内踝尖上3寸，胫骨内侧缘后方。

↓

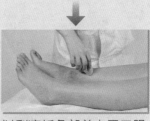

以刮痧板角部着力于三阴交穴，施以旋转回环的连续刮拭动作30次，以出痧为度。

妇产科疾病

急性乳腺炎

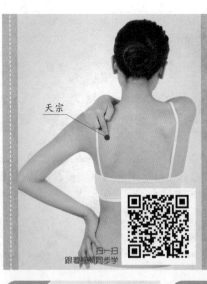

天宗

扫一扫
跟着视频同步学

○急性乳腺炎大多是由金黄色葡萄球菌引起的急性化脓性感染。临床表现主要有乳房胀痛、畏寒、发热，局部红、肿、热、痛，可触及硬块。此病多发生于哺乳期妇女，特别是初产妇，大多数有乳头损伤、皲裂或积乳病史。发病后比较痛苦，而且组织破坏易引起乳房变形，影响喂奶。

穴位　特效穴位包括肩井、天宗、背部膀胱经。再加上膻中(见103页)效果会更佳。

---

1 首先刮这里 ▼ 肩井

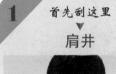

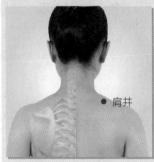

肩井

位于肩上，前直乳中，当大椎与肩峰端连线的中点上。

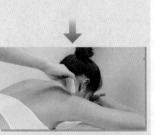

用刮痧板厚边棱角面侧刮拭肩井穴1~3分钟，力度适中，刮至皮肤发红为止。

2 其次刮这里 ▼ 天宗

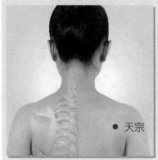

天宗

位于肩胛部，当冈下窝中央凹陷处，与第四胸椎相平。

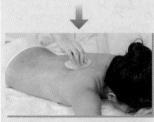

用刮痧板厚边棱角面侧刮拭天宗穴1~3分钟，刮至皮肤发红，皮下紫色痧斑、痧痕形成为止。

3 最后刮这里 ▼ 背部膀胱经

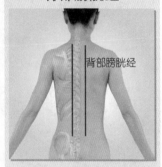

背部膀胱经

位于第一胸椎到第四腰椎，左右旁开1.5寸的直线上。

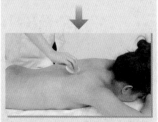

用刮痧板厚边棱角面侧为着力点刮拭背部膀胱经20次，刮至皮肤发红为止。

妇产科疾病

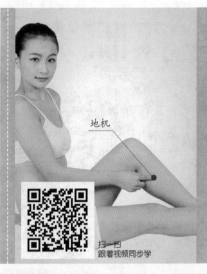

地机

扫一扫
跟着视频同步学

不孕症

○不孕症是指夫妇同居而未避孕，经过较长时间不怀孕者。临床上分原发性不孕和继发性不孕两种。同居3年以上未受孕者，称原发性不孕；婚后曾有过妊娠，相距3年以上未受孕者，称继发性不孕。不孕是由很多因素引起的，多由于流产、妇科疾病、压力大和减肥等引起。

穴位 特效穴位包括关元、子宫、地机。再加上三阴交(见93页)、膻中(见103页)效果会更佳。

---

1 首先刮这里 ▼ **关元**

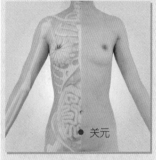

关元

位于下腹部，前正中线上，当脐中下3寸。

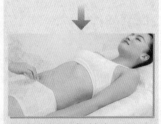

用刮痧板一角着力于关元穴，以顺时针的方向旋动刮痧板，均匀持续而轻柔地旋转30次。

---

2 其次刮这里 ▼ **子宫**

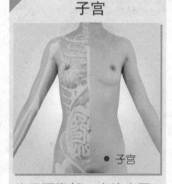

子宫

位于下腹部，当脐中下4寸，中极旁开3寸。

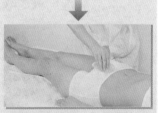

用刮痧板一角着力于子宫穴，以顺时针的方向旋动刮痧板，均匀持续而轻柔地刮拭50次，可不出痧。

---

3 最后刮这里 ▼ **地机**

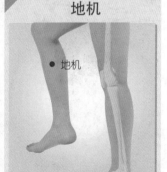

地机

位于小腿内侧，当内踝尖与阴陵泉穴的连线上，阴陵泉穴下3寸。

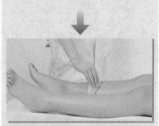

手握刮痧板，用刮痧板厚边刮拭地机穴，从上至下刮拭20~30次，刮至不再出现新痧为止。

妊娠呕吐

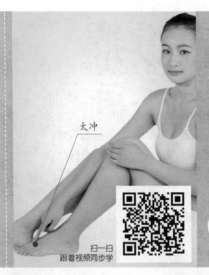

太冲

扫一扫
跟着视频同步学

○妊娠呕吐是指怀孕后2~3个月出现的恶心、呕吐症状。多因早孕时绒毛膜促性腺素功能旺盛，使胃酸减少，胃蠕动减弱，副交感神经兴奋过强所致。临床主要表现为恶心、呕吐、择食等，伴有全身乏力、精神萎靡、心悸气促、身体消瘦等症。

穴位　特效穴位包括中脘、内关、太冲。再加上足三里(见040页)、阴陵泉(见055页)、脾俞(见078页)、胃俞(见074页)效果会更佳。

---

1 首先刮这里
▼
中脘

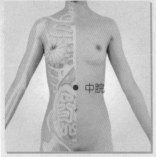

中脘

位于上腹部，前正中线上，当脐中上4寸。

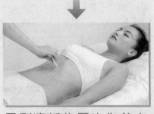

用刮痧板的厚边为着力点，从上往下刮拭中脘穴30次，力度适中，以皮肤潮红出痧为度。

---

2 其次刮这里
▼
内关

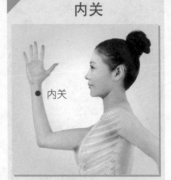

内关

位于前臂掌侧，当曲泽与大陵的连线上，腕横纹上2寸，掌长肌腱与桡侧腕屈肌腱之间。

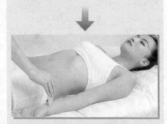

用刮痧板一角为着力点，刮拭内关穴30次，力度适中，以潮红出痧为度。

---

3 最后刮这里
▼
太冲

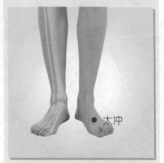

太冲

位于足背侧，当第一跖骨间隙的后方凹陷处。

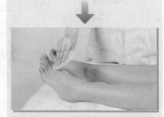

用刮痧板一角刮拭太冲穴30次，力度适中，以潮红为度。

妇产科疾病

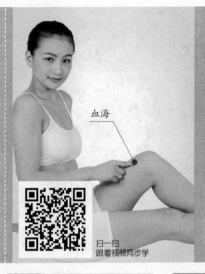

血海

扫一扫
跟着视频同步学

产后腹痛

○产后腹痛是指女性分娩后下腹部疼痛，是属于分娩后的一种正常现象，一般疼痛2~3天，而后疼痛自然会消失。多者一周以内消失。若超过一周连续腹痛，伴有恶露量增多，有血块，有臭味等，预示为盆腔内有炎症。

穴位 特效穴位包括关元、腰阳关、血海。再加上足三里(见040页)、三阴交(见110页)效果会更佳。

---

1 首先刮这里
▼
关元

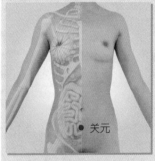

● 关元

位于下腹部，前正中线上，当脐中下3寸。

↓

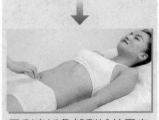

用刮痧板角部刮拭关元穴30次，力度适中，以出痧为度。

---

2 其次刮这里
▼
腰阳关

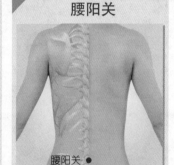

腰阳关 ●

位于腰部，当后正中线上，第四腰椎棘突下凹陷中。

↓

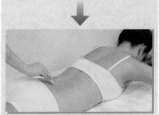

用刮痧板一角刮拭患者腰部腰阳关穴30次，力度适中，稍出痧即可。

---

3 最后刮这里
▼
血海

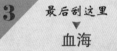

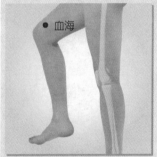

● 血海

屈膝，位于大腿内侧，髌底内侧端上2寸，当股四头肌内侧头的隆起处。

↓

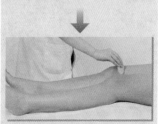

用面刮法刮拭患者血海穴至三阴交穴30次，力度微重，以出痧为度。

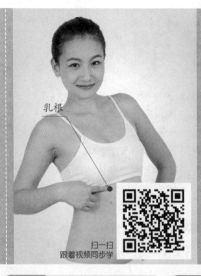

乳根

扫一扫
跟着视频同步学

产后缺乳

○产后乳汁分泌量少，不能满足婴儿的需要，称为产后缺乳。乳汁的分泌与乳母的精神状态、情绪好坏和营养状况、休息是否充足都是有关联的。中医认为本病多因素体虚弱，或产期失血过多，以致气血亏虚，乳汁化源不足，或情志失调，气机不畅，乳汁壅滞不行所致。

穴位 特效穴位包括膻中、乳根、少泽。再加上期门（见081页）、太冲（见041页）、内关（见101页）效果会更佳。

妇产科疾病

---

1 首先刮这里
▼
膻中

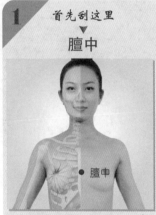

● 膻中

位于胸部，当前正中线上，平第四肋间，两乳头连线的中点。

↓

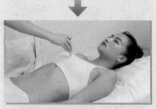

用刮痧板一角刮拭膻中穴30次，力度适中，以皮肤潮红出痧为度。

---

2 其次刮这里
▼
乳根

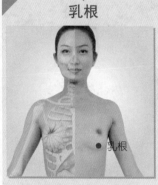

● 乳根

位于胸部，当乳头直下，乳房根部，第五肋间隙，距前正中线4寸。

↓

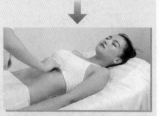

用面刮法刮拭乳根穴，再刮拭胸部两侧，由第六肋间，从正中线由内向外刮拭30次。

---

3 最后刮这里
▼
少泽

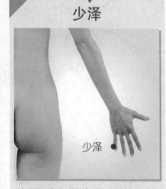

少泽

位于手小指末节尺侧，距指甲角0.1寸（指寸）。

↓

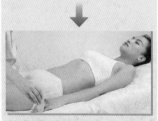

用角刮法刮拭少泽穴30次，力度适中，以皮肤潮红出痧为度。

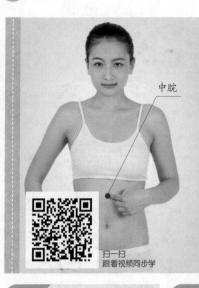

中脘

扫一扫
跟着视频同步学

乳腺增生

〇乳腺增生是女性最常见的乳房疾病，其发病率占乳腺疾病的首位。乳腺增生症是正常乳腺小叶生理性增生与复旧不全，乳腺正常结构出现紊乱，属于病理性增生，它是既非炎症又非肿瘤的一类病。临床表现为乳房疼痛、乳房肿块及乳房溢液等。

穴位 特效穴位包括期门、中脘、阳陵泉。再加上足三里(见040页)效果会更佳。

---

1 首先刮这里
▼
期门

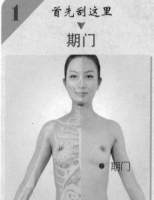

期门

位于胸部，当乳头直下，第六肋间隙，前正中线旁开4寸。

⬇

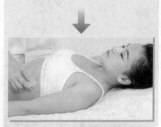

以刮痧板一角从内往外刮拭期门穴30次，力度适中，以潮红出痧为度。

---

2 其次刮这里
▼
中脘

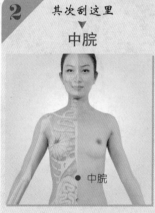

中脘

位于上腹部，前正线上，当脐中上4寸。

⬇

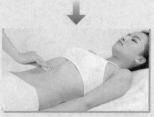

手握刮痧板，与皮肤成45°角，用刮痧板一角自上而下轻刮中脘穴30次，以酸胀出痧为度。

---

3 最后刮这里
▼
阳陵泉

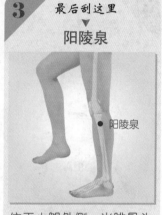

阳陵泉

位于小腿外侧，当腓骨头前下方凹陷处。

⬇

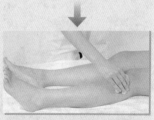

用刮痧板一角刮拭阳陵泉穴1~3分钟，刮至皮肤发红，皮下紫色痧斑、痧痕形成为止。

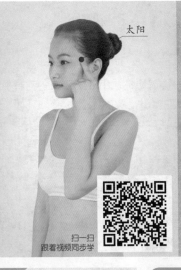
太阳

扫一扫
跟着视频同步学

更年期综合征

○女性从生育期向老年期过渡期间，因卵巢功能逐渐衰退，导致人体雌激素分泌量减少，从而引起以植物神经功能失调，代谢障碍为主的一系列疾病，称更年期综合征。多发于45岁以上的女性，其主要临床表现有月经紊乱不规则，伴潮热、心悸、胸闷、烦躁不安、失眠、小便失禁等症状。

穴位 特效穴位包括太阳、肾俞、腰阳关。再加上命门(见094页)、太冲(见041页)、三阴交(见110页)效果会更佳。

妇产科疾病

---

1 首先刮这里 ▼ 太阳

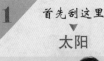

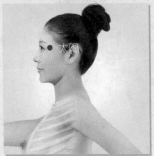

位于颞部，当眉梢与目外眦之间，向后约一横指的凹陷处。

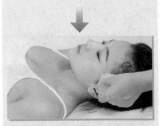

用刮痧板角部刮拭太阳穴3~5分钟，由上至下，力度由轻至重。

2 其次刮这里 ▼ 肾俞

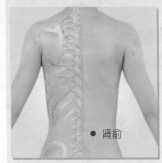
肾俞

位于腰部，当第二腰椎棘突下，旁开1.5寸。

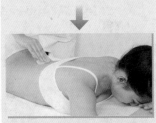

用刮痧板侧边刮拭肾俞穴，力度微重，速度适中，以出痧为度。

3 最后刮这里 ▼ 腰阳关

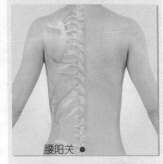
腰阳关

位于腰部，后正中线上，第四腰椎棘突下凹陷中。

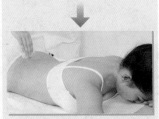

用刮痧板角部刮拭腰阳关穴，速度适中，可不出痧。

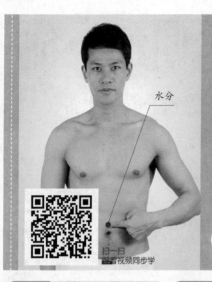

水分

慢性肾炎

○慢性肾炎是一种以慢性肾小球病变为主的肾小球疾病。此病潜伏时间长，病情发展缓慢，它可发生于任何年龄，但以中青年男性为主，病程长达1年以上。慢性肾炎的症状各异，大部分患者有明显血尿、水肿、高血压症状，并有全身乏力、纳差、腹胀、贫血等病症。

穴位 特效穴位包括水分、中极、膀胱俞。再加上命门(见094页)、三焦俞(见108页)效果会更佳。

扫一扫
跟着视频同步学

---

1 首先刮这里
▼
水分

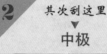

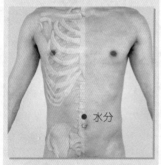
水分

位于上腹部，前正中线上，当脐中上1寸。

↓

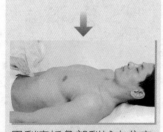

用刮痧板角部刮拭水分穴30次，力度微重，以出痧为度。

---

2 其次刮这里
▼
中极

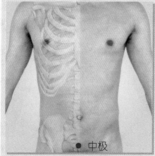
中极

位于下腹部，前正中线上，当脐中下4寸。

↓

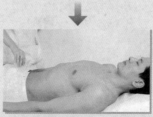

用刮痧板角部刮拭中极穴30次，力度轻柔，以皮肤潮红为度。

---

3 最后刮这里
▼
膀胱俞

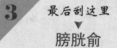

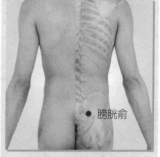
膀胱俞

位于骶部，当骶正中嵴旁1.5寸，平第二骶后孔。

↓

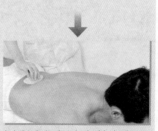

以刮痧板侧边为着力点，反复刮拭膀胱俞穴30次，力度适中，以出痧为度。

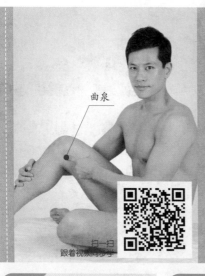

曲泉

前列腺炎

○前列腺炎是现在社会成年男性常见病之一，是由多种复杂原因和诱因引起的前列腺的炎症。前列腺炎的临床表现具有多样化，以尿道刺激症状和慢性盆腔疼痛为其主要表现。其中尿道症状为尿急、尿频，排尿时有烧灼感、排尿疼痛，可伴有排尿终末血尿或尿道脓性分泌物等。

穴位　特效穴位包括命门、中极、曲泉。再加上三阴交(见110页)效果会更佳。

扫一扫
跟着视频轻松学

再加上三阴交(见110页)效果会更佳。

泌尿生殖系统疾病

1　首先刮这里
▼ 命门

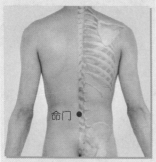

命门

位于腰部，当后正中线上，第二腰椎棘突下凹陷中。

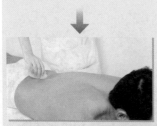

用刮痧板角部刮拭命门穴30次，力度适中，以皮肤潮红为度。

2　其次刮这里
▼ 中极

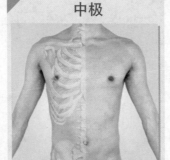

中极

位于下腹部，前正中线上，当脐中下4寸。

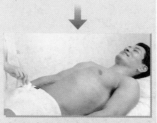

用刮痧板边缘刮拭中极穴30次，由上至下，力度适中，以皮肤潮红为度。

3　最后刮这里
▼ 曲泉

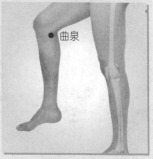

曲泉

屈膝，位于膝内侧横纹头上方，半腱肌、半膜肌止端的前缘凹陷处。

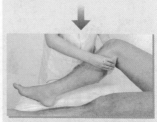

用刮痧板厚边侧刮拭曲泉穴10~15遍，力度稍重，以出痧为度。

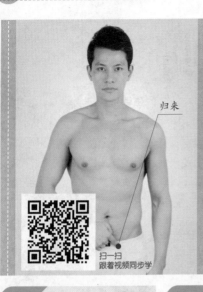

归来

膀胱炎

○膀胱炎是泌尿系统最常见的疾病，大多是由于细菌感染所引起，过于劳累、受凉、长时间憋尿、性生活不洁也容易发病。初起表现症状轻微，仅有膀胱刺激症状，如尿频、尿急、尿痛、脓尿、血尿等，经治疗，病情会很快痊愈。

穴位 特效穴位包括会宗、归来、三焦俞。再加上中极(见096页)、气海(见097页)、水道(见109页)、膀胱俞(见109页)效果会更佳。

扫一扫
跟着视频同步学

泌尿生殖系统疾病

---

1 首先刮这里 ▼
会宗

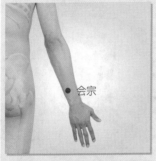
会宗

位于前臂背侧，当腕背横纹上3寸，支沟尺侧，尺骨的桡侧缘。

↓

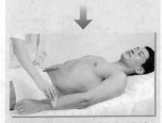

用刮拭板的角部刮拭会宗穴，力度微重，刮拭15次，以穴位处皮肤潮红发热为度。

---

2 其次刮这里 ▼
归来
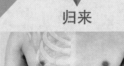

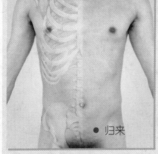
● 归来

位于下腹部，当脐中下4寸，距前正中线2寸。

↓

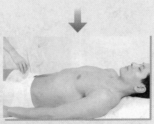

用刮痧板一角刮拭归来穴30次，由上到下，可不出痧。

---

3 最后刮这里 ▼
三焦俞

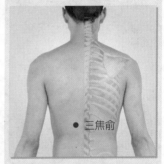
三焦俞

位于腰部，当第一腰椎棘突下，旁开1.5寸。

↓

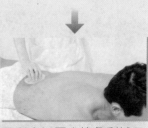

用刮痧板厚边棱角刮拭三焦俞穴30遍，力度微重，以出痧为度。

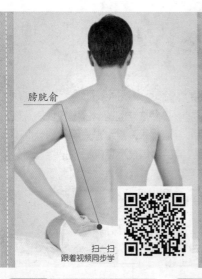

尿道炎

○尿道炎是由于尿道损伤、尿道内异物、尿道梗阻、邻近器官出现炎症或性生活不洁等原因引起的尿道细菌感染。因女性尿道短、直，所以多见于女性患者。患有尿道炎的人常会有尿频、尿急、排尿时有烧灼感以至排尿困难症状，而且有的还有较多尿道分泌物，开始为黏液性，逐渐变为脓性。

穴位　特效穴位包括肾俞、膀胱俞、水道。再加上次髎(见038页)、中极(见096页)、三阴交(见110页)效果会更佳。

泌尿生殖系统疾病

扫一扫
跟着视频同步学

---

1 首先刮这里
肾俞

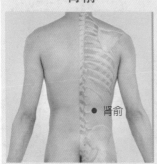
肾俞

位于腰部，当第二腰椎棘突下，旁开1.5寸。

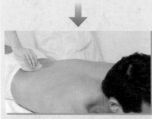
用刮痧板厚边刮拭肾俞穴1～3分钟，由上至下，力度微重，以出痧为度。

---

2 其次刮这里
膀胱俞

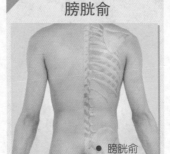
膀胱俞

位于骶部，当骶正中嵴旁开1.5寸，平第二骶后孔。

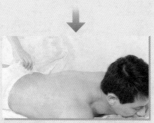
用刮痧板角部刮拭膀胱俞穴50次，力度微重，由上至下刮拭，以出痧为度。

---

3 最后刮这里
水道

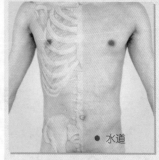
水道

位于下腹部，当脐中下3寸，距前正中线2寸。

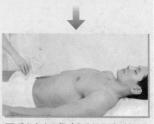
用刮痧板角部刮拭水道穴50次，力度微重，由上至下刮拭，以出痧为度。

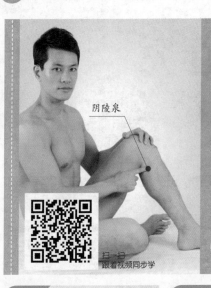

阴陵泉

扫一扫
跟着视频同步学

尿潴留

○尿潴留是指膀胱内积有大量尿液而不能排出的疾病，分为急性尿潴留和慢性尿潴留。前者表现为急性发生的膀胱胀满而无法排尿，常常是有明显尿意而不能排出引起疼痛，使患者焦虑不适。后者是由于持久而严重的梗阻病变引起的排尿困难，表现为尿频、尿不尽感，下腹胀满不适，可出现充溢性尿失禁。

穴位 特效穴位包括关元、阴陵泉、三阴交。再加上膀胱俞(见119页)效果会更佳。

1 首先刮这里 ▽ 关元

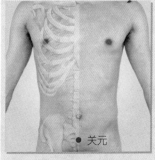

关元

位于下腹部，前正中线上，当脐中下3寸。

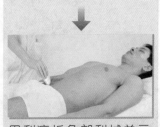

用刮痧板角部刮拭关元穴，力度逐渐加重，有酸麻胀痛感时停留约10秒，然后提起，反复10余次。

2 其次刮这里 ▽ 阴陵泉

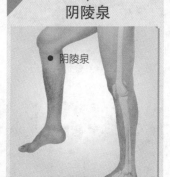

阴陵泉

位于小腿内侧，当胫骨内侧髁后下方凹陷处。

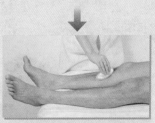

用大拇指揉按阴陵泉穴2分钟，然后用刮痧板厚边刮拭阴陵泉穴50次，刮到不再出现新痧为止。

3 最后刮这里 ▽ 三阴交

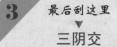

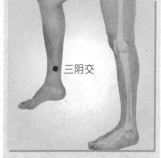

三阴交

位于小腿内侧，当足内踝尖上3寸，胫骨内侧缘后方。

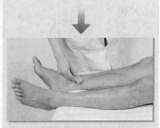

用大拇指揉按三阴交穴2分钟，然后用刮痧板厚边刮拭三阴交穴30次，刮到不再出现新痧为止。

早泄

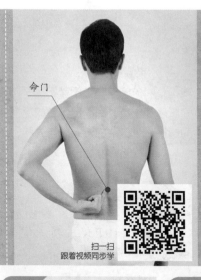

命门

扫一扫
跟着视频同步学

○早泄是指性交时间极短，或阴茎插入阴道就射精，随后阴茎即疲软，不能正常进行性交的一种病症，是一种最常见的男性性功能障碍。中医认为多由于房劳过度或频犯手淫，导致肾精亏耗，肾阴不足，相火偏亢所致。

穴位　特效穴位包括命门、关元、太溪。再加上膀胱俞(见119页)、肾俞(见105页)、三阴交(见110页)效果会更佳。

1　首先刮这里

▼
命门

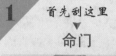

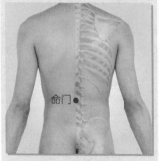

位于腰部，当后正中线上，第二腰椎棘突下凹陷中。

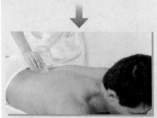

用刮痧板侧边刮拭腰部命门穴50次，由上至下，力度轻柔，可不出痧。

2　其次刮这里

▼
关元

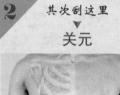

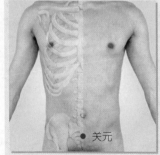

位于下腹部，前正中线上，当脐中下3寸。

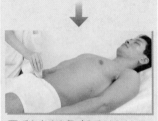

用刮痧板角部刮拭关元穴，力度逐渐加重，有酸麻胀痛感，停留约10秒，然后提起，反复10余次。

3　最后刮这里

▼
太溪

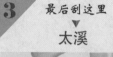

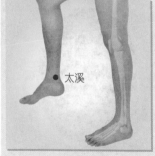

位于足内侧，内踝后方，当内踝尖与跟腱之间的凹陷处。

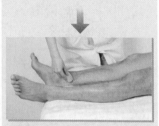

用角刮法从三阴交穴刮拭至太溪穴50次，直至皮肤发红，皮下出现紫色痧斑、痧痕形成为止。

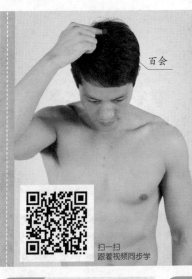

百会

扫一扫
跟着视频同步学

阳痿

○阳痿是指在企图性交时，阴茎勃起硬度不足于插入阴道，或阴茎勃起硬度维持时间不足于完成满意的性生活。男性勃起是一个复杂的过程，与大脑、激素、情感、神经、肌肉和血管等都有关联。

穴位 特效穴位包括百会、关元、蠡沟。再加上阴陵泉(见055页)、足三里(见094页)、三阴交(见110页)、命门(见094页)、肾俞(见105页)效果会更佳。

---

1 首先刮这里 ▼ 百会

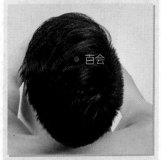

百会

位于头部，当前发际正中直上5寸，或两耳尖连线的中点处。

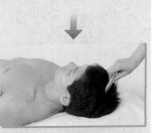

以刮痧板角部为着力点，刮拭百会穴20次，力度适中，以发热为度。

2 其次刮这里 ▼ 关元

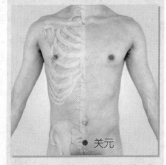

关元

位于下腹部，前正中线上，当脐中下3寸。

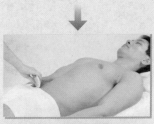

用刮痧板厚边刮拭关元穴。当有酸麻胀痛感时，停留约10秒，然后提起，反复10余次。

3 最后刮这里 ▼ 蠡沟

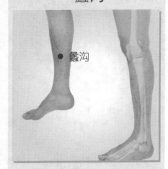

蠡沟

位于小腿内侧，当足内踝尖上5寸，胫骨内侧面的中央。

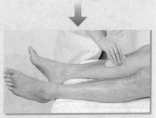

用刮痧板厚边为着力点，刮拭阴陵泉穴至蠡沟穴50次，以出痧为度。

泌尿生殖系统疾病

遗精

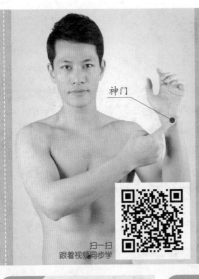

神门

○遗精是指无性交而精液自行外泄的一种男性疾病。睡眠时精液外泄者为梦遗；清醒时精液外泄者为滑精，无论是梦遗还是滑精都统称为遗精。一般成人男性遗精一周不超过1次属正常的生理现象；如果一周数次或一日数次，并伴有精神萎靡、腰酸腿软、心慌气喘，则属于病理性。

扫一扫
跟着视频同步学

穴位　特效穴位包括关元、神门、三阴交。再加上太溪(见034页)效果会更佳。

---

1 首先刮这里
▼
关元

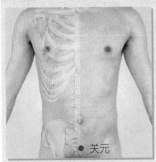

关元

位于下腹部，前正中线上，当脐中下3寸。

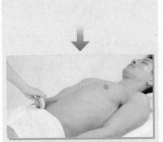

用刮痧板厚边刮拭关元穴，当有酸麻胀痛感时，停留约10秒，然后轻缓提起，反复10余次。

---

2 其次刮这里
▼
神门

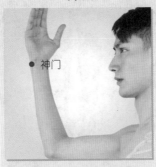

神门

位于腕部，腕掌侧横纹尺侧端，尺侧腕屈肌腱的桡侧凹陷处。

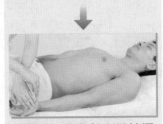

用刮痧板的角部刮拭神门穴1~3分钟，力度适中，以潮红出痧为度。

---

3 最后刮这里
▼
三阴交

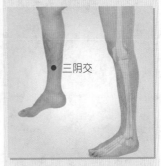

三阴交

位于小腿内侧，当足内踝尖上3寸，胫骨内侧缘后方。

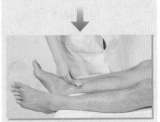

用拇指揉按三阴交穴，然后用刮痧板厚边刮拭三阴交50次，刮到不再出现新痧为止。

泌尿生殖系统疾病

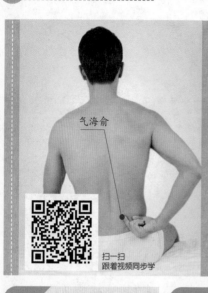

气海俞

扫一扫
跟着视频同步学

肾结石

○肾结石是指发生于肾盏、肾盂及肾盂与输尿管连接部的结石。多数位于肾盂、肾盏内，肾实质结石少见。肾是泌尿系形成结石的主要部位，其他任何部位的结石都可以原发于肾脏，输尿管结石几乎均来自肾脏，而且肾结石比其他任何部位结石更易直接损伤肾脏。通常会有阵发性或持续性疼痛。

穴位 特效穴位包括气海俞、足三里、三阴交。再加上肾俞(见037页)效果会更佳。

1 首先刮这里 ▼ 气海俞	2 其次刮这里 ▼ 足三里	3 最后刮这里 ▼ 三阴交

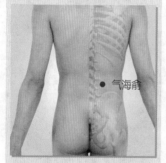

气海俞

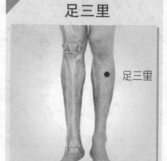

足三里

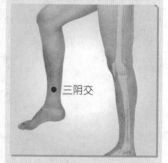

三阴交

位于腰部，当第三腰椎棘突下，旁开1.5寸。

位于小腿前外侧犊鼻下3寸，距胫骨前缘一横指（中指）。

位于小腿内侧，当足内踝尖上3寸，胫骨内侧缘后方。

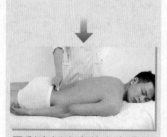

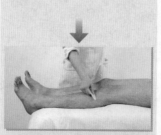

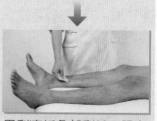

用刮痧板边缘从上向下刮拭气海俞穴5分钟，力度适中，以出痧为度。

用刮痧板边缘从足三里穴刮拭至小腿外踝尖，中间不要停顿，操作30～40次为宜。

用刮痧板角部刮拭三阴交穴，力度稍轻，可不出痧，操作30～40次。

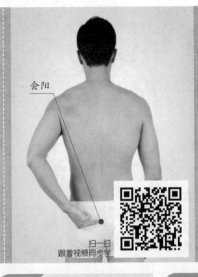

会阳

扫一扫
跟着视频同步学

性冷淡

○性冷淡是指由于疾病、精神、年龄等因素导致的性欲缺乏，即对性生活缺乏兴趣。性冷淡主要生理症状主要体现在：对性爱抚无反应或快感反应不足；无性爱快感，迟钝，缺乏性高潮；性器官发育不良或性器官萎缩，老化，细胞缺水，活性不足等。心理症状主要是对性爱恐惧，厌恶及心理抵触等。

穴位 特效穴位包括肾俞、会阳、三阴交。再加上命门（见094页）效果会更佳。

泌尿生殖系统疾病

---

1 首先刮这里
▼
肾俞

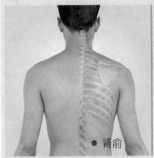

肾俞

位于腰部，当第二腰椎棘突下，旁开1.5寸。

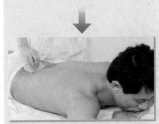

用刮痧板厚边刮拭肾俞穴50遍，力度适中，以出痧为度。

---

2 其次刮这里
▼
会阳

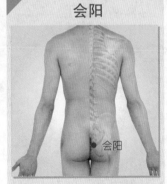

会阳

位于骶部，尾骨端旁开0.5寸。

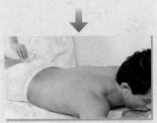

用刮痧板角部刮拭会阳穴，力度适中，时间2~3分钟，至皮下紫色痧斑、痧痕形成为止。

---

3 最后刮这里
▼
三阴交

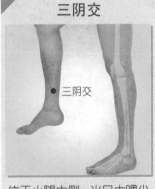

三阴交

位于小腿内侧，当足内踝尖上3寸，胫骨内侧缘后方。

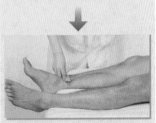

用大拇指揉按三阴交穴，然后用刮痧板厚边刮拭三阴交50次，刮到不再出现新痧为止。

不育症

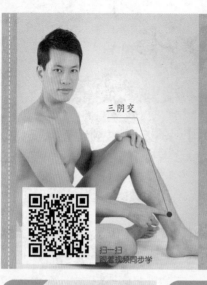

三阴交

扫一扫
跟着视频同步学

○生育的基本条件是男性要具有正常的性功能和能与卵子结合的正常精子。不育症指正常育龄夫妇婚后有正常性生活，长期不避孕，却未生育。在已婚夫妇中发生不育者有15%，其中单纯女性因素为50%，单纯男性因素为30%左右。男性多由于男性内分泌疾病、生殖道感染、男性性功能障碍等引起。

穴位 特效穴位包括脾俞、命门、三阴交。再加上关元(见117页)效果会更佳。

1 首先刮这里 ▼ 脾俞

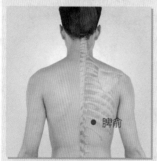

脾俞

位于背部，当第十一胸椎棘突下，旁开1.5寸。

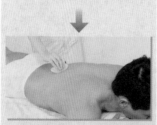

用刮痧板厚边为着力点，刮拭脾俞穴30次，手法宜轻，以出痧为度。

2 其次刮这里 ▼ 命门

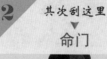

命门

位于腰部，当后正中线上，第二腰椎棘突下凹陷中。

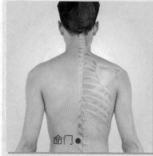

用刮痧板角部刮拭腰部命门50次，由上至下，力度轻柔，可不出痧。

3 最后刮这里 ▼ 三阴交

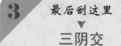

三阴交

位于小腿内侧，当足内踝尖上3寸，胫骨内侧缘后方。

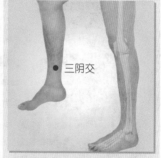

用大拇指揉按三阴交穴，然后用刮痧板厚边刮拭三阴交穴50次，刮到不再出现新痧为止。

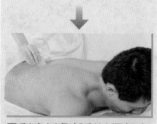

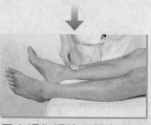

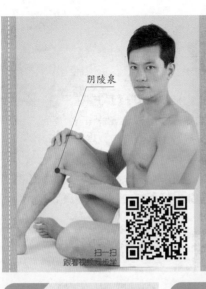

阴陵泉

尿失禁

○尿失禁是指因膀胱括约肌损伤或神经功能障碍而丧失排尿自控能力，使尿液不自主地流出的病症。其病可发生在任何年龄，尤其是女性及老年人多发，在临床上主要表现为咳嗽、打喷嚏、上楼梯或跑步时，即有尿液自尿道流出。

扫一扫
跟着视频同步学

穴位　特效穴位包括关元、阴陵泉、三阴交。再加上太溪(见034页)、太冲(见041页)、三焦俞(见108页)、肾俞(见105页)、膀胱俞(见119页)、委中(见163页)效果会更佳。

泌尿生殖系统疾病

1 首先刮这里 ▼ 关元

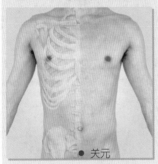

● 关元

位于下腹部，前正中线上，当脐中下3寸。

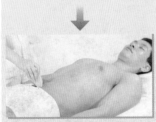

用刮痧板角部刮拭关元穴。力度逐渐加重，有酸麻胀痛感时停留约10秒，然后提起，反复10余次。

2 其次刮这里 ▼ 阴陵泉

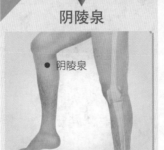

● 阴陵泉

位于小腿内侧，当胫骨内侧髁后下方凹陷处。

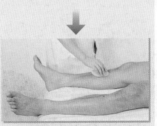

用大拇指揉按阴陵泉穴，然后用刮痧板厚边刮拭阴陵泉穴50次，刮到不再出现新痧为止。

3 最后刮这里 ▼ 三阴交

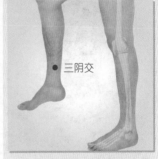

● 三阴交

位于小腿内侧，当足内踝尖上3寸，胫骨内侧缘后方。

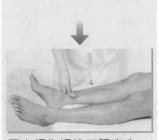

用大拇指揉按三阴交穴，然后用刮痧板厚边刮拭三阴交穴50次，刮到不再出现新痧为止。

内分泌及循环系统疾病

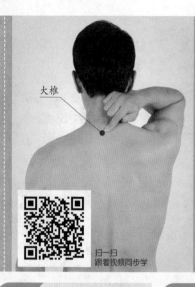

大椎

扫一扫
跟着视频同步学

高血脂

○血脂主要是指血清中的胆固醇和甘油三酯。无论是胆固醇含量增高，还是甘油三酯的含量增高，或是两者皆增高，统称为高脂血症。高血脂可直接引起一些严重危害人体健康的疾病，如脑卒中、冠心病、心肌梗死、心脏猝死等危险病症，也是导致高血压、糖耐量异常、糖尿病的一个重要危险因素。

穴位 特效穴位包括大椎、心俞、膈俞。再加上脾俞(见084页)效果会更佳。

---

1 首先刮这里

大椎

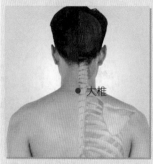

● 大椎

位于后正中线上，第七颈椎棘突下凹陷中。

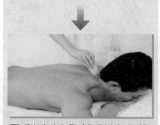

用刮痧板角部刮拭大椎穴，力度轻柔，由上至下刮拭50次，可不出痧。

---

2 其次刮这里

心俞

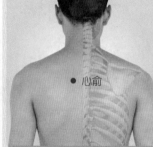

● 心俞

位于背部，当第五胸椎棘突下，旁开1.5寸。

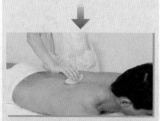

用刮痧板厚边刮拭心俞穴50次，以出痧为度。

---

3 最后刮这里

膈俞

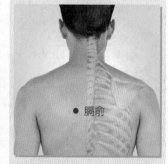

● 膈俞

位于背部，当第七胸椎棘突下，旁开1.5寸。

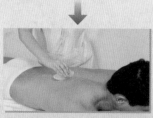

用刮痧板侧边刮拭膈俞穴50次，力度适中，手法连贯，以出痧为度。

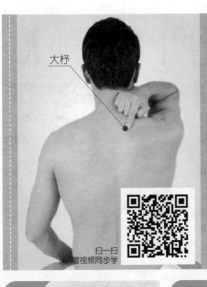

大杼

扫一扫
观看视频同步学

糖尿病

○糖尿病是由于血中胰岛素相对不足，导致血糖过高，出现糖尿，进而引起脂肪和蛋白质代谢紊乱的常见的内分泌代谢性疾病。临床上可出现多尿、烦渴、多饮、多食、消瘦等表现，持续高血糖与长期代谢紊乱等症状可导致眼、肾、心血管系统及神经系统的损害及其功能障碍或衰竭。

穴位 特效穴位包括大杼、膀胱俞、三阴交。再加上太溪(见096页)效果会更佳。

内分泌及循环系统疾病

---

1 首先刮这里 ▼ 大杼

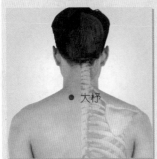

位于背部，当第一胸椎棘突下，旁开1.5寸。

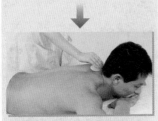

手握刮痧板与皮肤成45°角，用刮痧板厚边刮拭大杼穴50次，手法连贯，以出痧为度。

---

2 其次刮这里 ▼ 膀胱俞

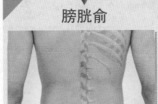

位于骶部，当骶正中嵴旁1.5寸，平第二骶后孔。

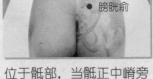
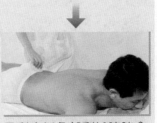

用刮痧板角部刮拭膀胱俞穴50次，力度微重，由上至下刮拭，以出痧为度。

---

3 最后刮这里 ▼ 三阴交

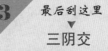
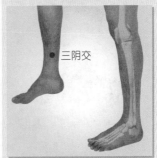

位于小腿内侧，当足内踝尖上3寸，胫骨内侧缘后方。

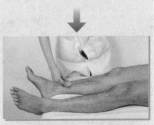

用大拇指揉按三阴交穴，然后再用刮痧板角部刮拭三阴交穴50次，刮至不再出现新痧为止。

内分泌及循环系统疾病

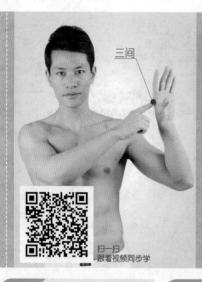

三间

地方性甲状腺肿大

○地方性甲状腺肿大是碘缺乏病的主要表现之一。碘是甲状腺合成甲状腺激素的重要原料之一，碘缺乏时合成甲状腺激素不足，就会引起垂体分泌过量的促甲状腺素，刺激甲状腺增生肥大。

扫一扫
跟着视频同步学

穴位

特效穴位包括日月、三间、行间。再加上足三里(见094页)、丰隆(见036页)、太冲(见041页)、合谷(见062页)、哑门(见122页)、大椎(见043页)效果会更佳。

---

1 首先刮这里 ▼ **日月**

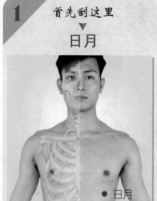

日月

位于上腹部，乳头直下，第七肋间隙，前正中线旁开4寸。

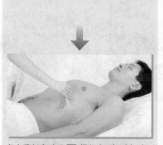

以刮痧板厚侧边为着力点，轻刮日月穴30次，中间不宜停顿，一次刮完，以潮红出痧为度。

---

2 其次刮这里 ▼ **行间**

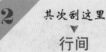

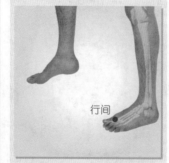

行间

位于足背侧，当第一、二趾间，趾蹼缘的后方赤白肉际处。

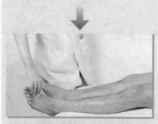

用刮痧板角部，施以旋转回环的刮拭动作，刮拭行间穴50次，至皮下紫色痧斑、痧痕形成为止。

---

3 最后刮这里 ▼ **三间**

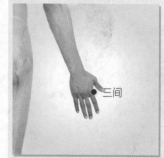

三间

位于微握拳，手食指本节(第二掌指关节)后，桡侧凹陷处。

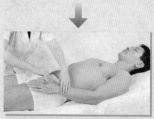

用刮痧板角部，施以旋转回环的刮拭动作，刮拭三间穴50次，至皮下紫色痧斑、痧痕形成为止。

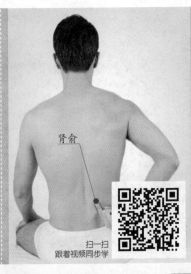

肾俞

扫一扫
跟着视频同步学

肥胖症

○肥胖是指一定程度的明显超重与脂肪层过厚，是体内脂肪尤其是甘油三酯积聚过多而导致的一种状态。肥胖严重者容易引起血压高、心血管病、肝脏病变、肿瘤、睡眠呼吸暂停等一系列的问题。

穴位

特效穴位包括肾俞、膻中、中脘。再加上天枢(见077页)、关元(见093页)、足三里(见094页)、三阴交(见093页)效果会更佳。

内分泌及循环系统疾病

---

1 首先刮这里
▼
肾俞

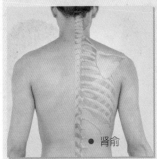

肾俞

位于腰部，当第二腰椎棘突下，旁开1.5寸。

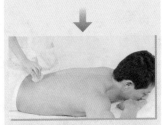

用刮痧板厚边刮拭肾俞穴50遍，力度适中，以出痧为度。

---

2 其次刮这里
▼
膻中

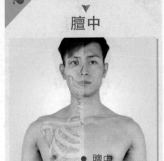

膻中

位于胸部，当前正中线上，平第四肋间，两乳头连线的中点。

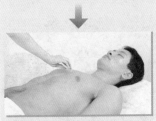

用刮痧板角部刮拭膻中穴50次，力度微重，以出痧为度。

---

3 最后刮这里
▼
中脘

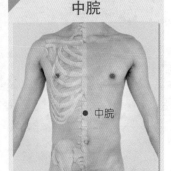

中脘

位于上腹部，前正中线上，当脐中上4寸。

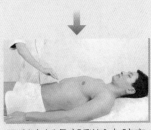

用刮痧板角部刮拭中脘穴50次，力度微重，以出痧为度。

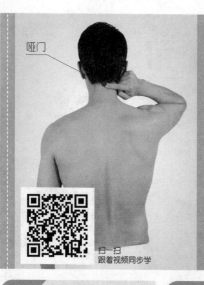

哑门

扫一扫
跟着视频同步学

中暑

○中暑指长时间在高温和热辐射的作用下，机体出现以体温调节障碍，水、电解质代谢紊乱及神经系统与循环系统障碍为主要表现的急性疾病。主要症状有头痛、头晕、口渴、多汗、发热、恶心、呕吐、胸闷、四肢无力发酸、脉搏细速、血压下降，重症者有头痛剧烈、昏厥、昏迷、痉挛等症状。

穴位 特效穴位包括风府、哑门、内关。再加上合谷(见062页)效果会更佳。

---

1 首先刮这里
▼
风府

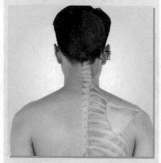

位于项部，当后发际正中直上1寸，枕外隆凸直下，两侧斜方肌之间凹陷中。

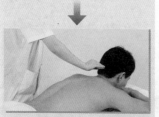

用刮痧板角部重刮患者后颈部风府穴50次，直至皮下出现紫色痧斑、痧痕形成为止。

---

2 其次刮这里
▼
哑门

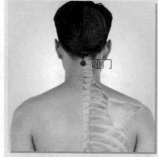

位于项部，当后发际正中直上0.5寸，第一颈椎下。

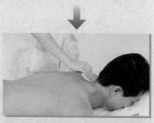

用刮痧板侧边刮拭患者哑门穴30次，让刮板面与皮肤成45°角，力度轻柔，以皮肤潮红为度。

---

3 最后刮这里
▼
内关

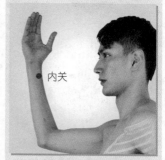

内关

位于前臂正中，腕横纹上2寸，在桡侧腕屈肌腱同掌长肌腱之间。

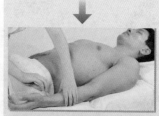

用刮痧板角部刮拭上肢内侧内关穴30次，力度微重，速度适中，以出痧为度。

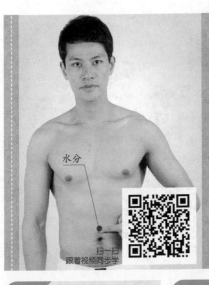

水分

水肿

○水肿是指血管外的组织间隙中有过多的体液积聚，为临床常见症状之一。依据症状表现不同而分为阳水、阴水二类，常见于肾炎、肺心病、肝硬化、营养障碍及内分泌失调等疾病。

穴位　特效穴位包括水分、涌泉、支沟。
再加上偏历（见033页）、阳池（见053页）、合谷（见062页）、复溜（见063页）、太溪（见096页）、关元（见093页）、肺俞（见066页）、三焦俞（见108页）、膀胱俞（见109页）效果会更佳。

扫一扫
跟着视频同步学

内分泌及循环系统疾病

---

1 首先刮这里 ▼ 水分

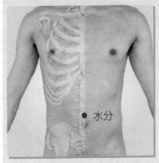

水分

位于上腹部，前正中线上，当脐中上1寸。

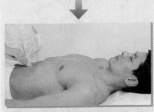

用刮痧板角部刮拭水分穴50次，至皮肤发红，皮下紫色痧斑、痧痕形成为止。

---

2 其次刮这里 ▼ 涌泉

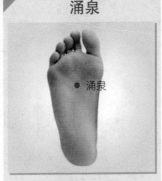

涌泉

位于足底部，卷足时足前部凹陷处，约当足底二、三趾趾缝纹头端与足跟连线的前1/3与后2/3交点上。

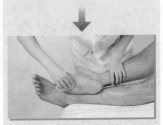

用刮痧板角部反复刮拭涌泉穴30次，力度适中，可不出痧。

---

3 最后刮这里 ▼ 支沟

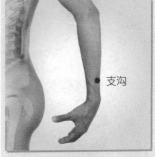

支沟

位于前臂背侧，当阳池与肘尖的连线上，腕背横纹上3寸，尺骨与桡骨之间。

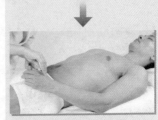

用刮痧板角部从偏历穴经支沟穴刮拭至合谷穴50次，至皮肤发红，皮下紫色痧斑、痧痕形成为止。

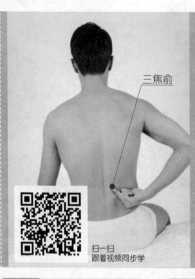

三焦俞

扫一扫
跟着视频同步学

醉酒

○醉酒实际就是急性酒精中毒。由于一次饮入过量的酒精或酒类饮料而导致中枢神经系统由兴奋转为抑制的状态，并对肝、肾、胃、脾、心脏等人体重要脏器造成伤害，严重的可导致死亡，大多数成人致死量为纯酒精250～500毫升。

穴位 特效穴位包括肝俞、三焦俞、脾俞。再加上胃俞(见055页)、胆俞(见031页)、肾俞(见037页)、阳陵泉(见058页)、足三里(见040页)、三阴交(见039页)效果会更佳。

1 首先刮这里 ▼ 肝俞

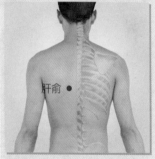

肝俞

位于背部，当第九胸椎棘突下，旁开1.5寸。

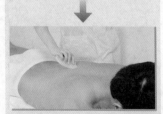

用刮痧板角部刮拭肝俞穴50次，以出痧为度。

2 其次刮这里 ▼ 三焦俞

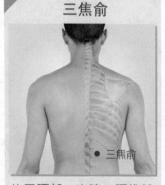

三焦俞

位于腰部，当第一腰椎棘突下，左右旁开1.5寸。

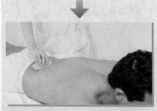

用刮痧板厚边棱角刮拭三焦俞穴30遍，力度微重，以出痧为度。

3 最后刮这里 ▼ 脾俞

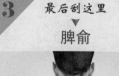
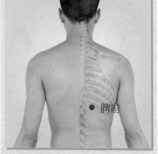

脾俞

位于背部，当第十一胸椎棘突下，旁开1.5寸。

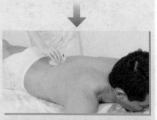

用刮痧板厚边刮拭脾俞穴50次，以出痧为度。

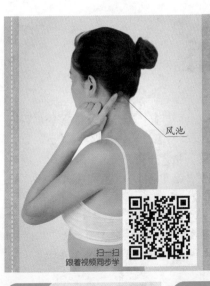

风池

扫一扫
跟着视频同步学

甲亢

○甲亢也叫甲状腺功能亢进，俗称"大脖子病"。由于甲状腺激素分泌增多，造成身体机能各系统的兴奋和代谢亢进。主要临床表现为：多食、消瘦、畏热、好动、多汗、失眠、激动、易怒等高代谢症候群，由于神经和循环系统的兴奋，会出现不同程度的甲状腺肿大和眼突、手颤等特征。

穴位 特效穴位包括风池、风门、天突。再加上内关(见055页)效果会更佳。

内分泌及循环系统疾病

1 首先刮这里 ▼ 风池

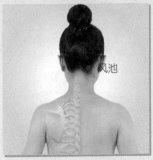

风池

位于项部，当枕骨之下，与风府相平，胸锁乳突肌与斜方肌上端之间的凹陷处。

⬇

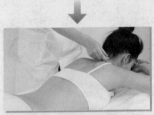

用刮痧板角部重刮患者后颈部风池穴50次，直至皮下出现紫色痧斑、痧痕形成为止。

2 其次刮这里 ▼ 风门

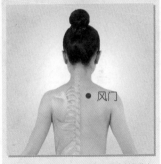

风门

位于背部，当第二胸椎棘突下，旁开1.5寸。

⬇

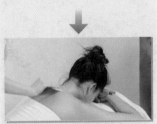

手握刮痧板与皮肤成45°角，用刮痧板厚边刮拭风门穴50次，手法连贯，以出痧为度。

3 最后刮这里 ▼ 天突

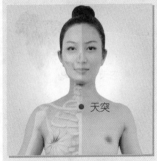

天突

位于颈部，当前正中线上，胸骨上窝中央。

⬇

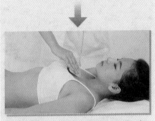

用刮痧板角部刮拭天突穴1~2分钟，力度适中，以皮肤潮红出痧为度。

脑血管疾病

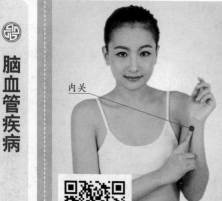

内关

扫一扫
跟着视频同步学

头痛

○头痛是临床常见的病症。常见的症状有胀痛、闷痛、撕裂样痛、针刺样痛，部分伴有血管搏动感及头部紧箍感，以及发热、恶心、呕吐、头晕、纳呆、肢体困重等症状。头痛的发病原因繁多，如神经痛、颅内病变、脑血管疾病、五官疾病等均可导致头痛。

穴位 特效穴位包括内关、列缺、合谷。再加上阳陵泉(见058页)效果会更佳。

1 首先刮这里 ▼ 内关

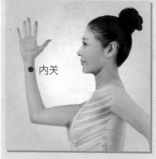

内关

位于前臂正中，腕横纹上2寸，桡侧腕屈肌腱同掌长肌腱之间。

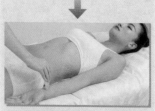

用刮痧板角部刮拭内侧内关穴30次，力度微重，速度适中，以出痧为度。

2 其次刮这里 ▼ 列缺

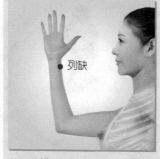

列缺

位于前臂桡侧缘，桡骨茎突上方，腕横纹上1.5寸。当肱桡肌与拇长展肌腱之间。

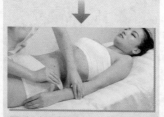

用刮痧板角部刮拭列缺穴30次，力度微重，速度适中，以出痧为度。

3 最后刮这里 ▼ 合谷

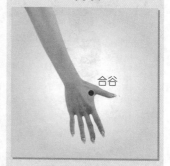

合谷

位于手背，第一、第二掌骨间，当第二掌骨桡侧的中点处。

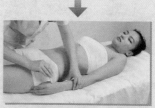

用刮痧板角部刮拭合谷穴30次，力度微重，速度适中，以出痧为度。

脑血管疾病

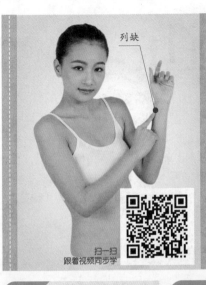

列缺

扫一扫
跟着视频同步学

偏头痛

○偏头痛是临床最常见的原发性头痛类型，是一种常见的慢性神经血管性疾患，临床以发作性中重度搏动样头痛为主要表现，头痛多为偏侧，可伴有恶心、呕吐等症状，多起病于儿童和青春期，中青年期达发病高峰，常有遗传背景。

穴位　特效穴位包括列缺、太阳、翳风。再加上阳陵泉(见058页)、足三里(见050页)效果会更佳。

---

1 首先刮这里 ▼ 列缺

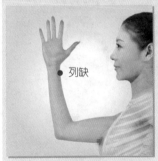

列缺

位于前臂桡侧缘，桡骨茎突上方，腕横纹上1.5寸处，当肱桡肌与拇长展肌腱之间。

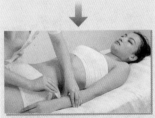

用刮痧板角部刮拭列缺穴50次，力度微重，速度适中，以出痧为度。

2 其次刮这里 ▼ 太阳

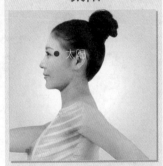

太阳

位于颞部，当眉梢与目外眦之间，向后约一横指的凹陷处。

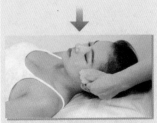

用刮痧板厚边棱角面侧刮拭太阳穴1～3分钟，力度适中。

3 最后刮这里 ▼ 翳风

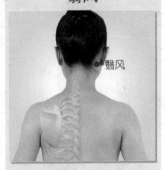

翳风

位于耳垂后，当乳突与下颌骨之间凹陷处。

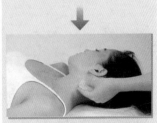

用刮痧板角部翳风穴30～50遍，力度适中，以出痧为度。

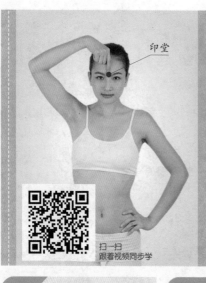

印堂

高血压

〇高血压病是以动脉血压升高为主要临床表现的慢性全身性血管性疾病，血压高于140/90毫米汞柱即可诊断为高血压。本病早期无明显症状，部分患者会出现头晕、头痛、心悸、失眠、耳鸣、乏力、颜面潮红或肢体麻木等不适表现。中医认为本病多因精神过度紧张，饮酒过度，嗜食肥甘厚味等所致。

穴位 特效穴位包括印堂、太阳、人迎。再加上内关(见075页)效果会更佳。

扫一扫
跟着视频同步学

---

1 首先刮这里 ▼ **印堂**

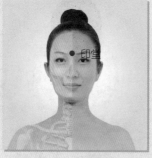

位于额部，当两眉头之中间。

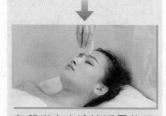

在印堂穴上涂抹适量的经络油，用刮痧板角部刮拭印堂穴1~3分钟，力度适中，发热即可。

---

2 其次刮这里 ▼ **太阳**

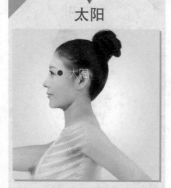

太阳

位于颞部，当眉梢与目外眦之间，向后约一横指的凹陷处。

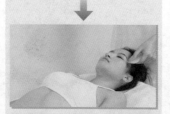

在太阳穴上涂抹适量的经络油，用刮痧板厚边侧边刮拭太阳穴1~3分钟，力度适中。

---

3 最后刮这里 ▼ **人迎**

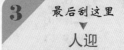

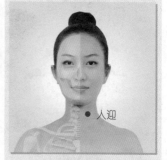

人迎

位于颈部喉结旁，当胸锁乳突肌的前缘，颈总动脉搏动处。

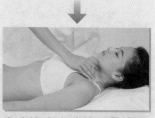

在人迎穴上涂抹适量的经络油，用刮痧板侧边刮拭人迎穴1~3分钟，力度微轻，以潮红出痧为度。

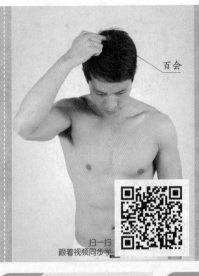

百会

低血压

○低血压指血压降低引起的一系列症状，部分人群无明显症状，病情轻微者可有头晕、头痛、食欲不振、疲劳、脸色苍白等，严重者会出现直立性眩晕、四肢冰凉、心律失常等症状。

穴位

特效穴位包括百会、厥阴俞、膈俞。再加上肾俞(见037页)、膻中(见103页)、中脘(见104页)、内关(见075页)、足三里(见094页)、三阴交(见093页)、涌泉(见123页)效果会更佳。

扫一扫
跟着视频同步学

脑血管疾病

---

1 首先刮这里
▼
百会

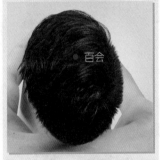

百会

位于头部，当前发际正中直上5寸，或两耳尖连线的中点处。

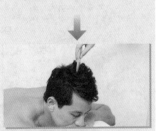

以刮痧板角部为着力点，刮拭百会穴20次，力度适中，发热即可。

---

2 其次刮这里
▼
厥阴俞

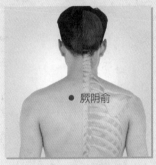

厥阴俞

位于背部，当第四胸椎棘突下，旁开1.5寸。

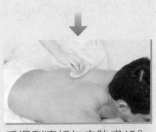

手握刮痧板与皮肤成45°角，用刮痧板厚边刮拭厥阴俞穴50次，手法连贯，以出痧为度。

---

3 最后刮这里
▼
膈俞

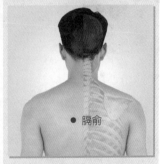

膈俞

位于背部，当第七胸椎棘突下，旁开1.5寸。

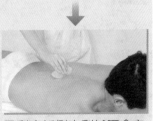

用刮痧板侧边刮拭膈俞穴50次，力度适中，手法连贯，以出痧为度。

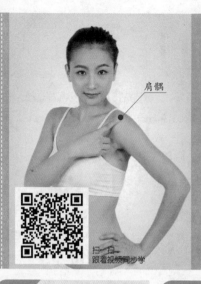

肩髃

扫一扫
跟着视频同步学

中风后遗症

○中风是以突然口眼㖞斜，言语含糊不利，肢体出现运动障碍，不省人事为特征的一类疾病。中医认为本病多因平素气血虚衰，在心、肝、肾三经阴阳失调的情况下，情志郁结，起居失宜所致。

穴位

特效穴位包括肩髃、曲池、解溪。再加上阳池(见053页)、合谷(见062页)、足三里(见030页)、手三里(见184页)、太冲(见041页)效果会更佳。

1 首先刮这里 ▼ 肩髃	**2** 其次刮这里 ▼ 曲池	**3** 最后刮这里 ▼ 解溪

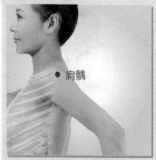

肩髃

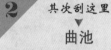

曲池

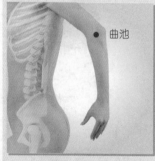

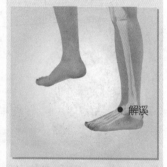

解溪

位于臂外侧，三角肌上，臂外展，或向前平伸时，当肩峰前下方向凹陷处。

位于肘横纹外侧端，屈肘，当尺泽与肱骨外上髁连线中点。

在足背与小腿交界处的横纹中央凹陷中，当拇长伸肌腱与趾长伸肌腱之间。

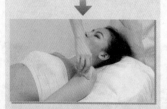

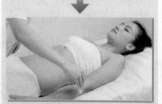

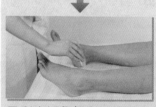

用刮痧板角部为着力点刮拭肩髃穴50次，力度微重，以出痧为度。

用刮痧板角部刮拭曲池穴50次，力度适中，以出痧为度。

用刮痧板角部刮拭解溪穴1～3分钟，力度适中，以潮红出痧为度。

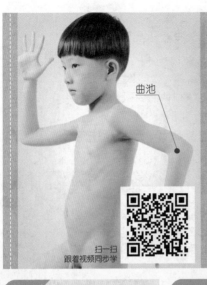

曲池

扫一扫
跟着视频同步学

小儿感冒

○小儿感冒即为小儿上呼吸道急性感染。大部分患儿感冒是以病毒入侵为主。小儿感冒分为风寒感冒和风热感冒。前者主要症状为发热轻、恶寒重、头痛、鼻塞等症状。后者主要症状为发热重、恶寒轻、大便干、小便黄等症状。

穴位　特效穴位包括曲池、尺泽、外关。
再加上合谷(见137页)、风池(见146)、大椎(见043页)、肺俞(见136页)效果会更佳。

儿科疾病

---

1 首先刮这里
▼
曲池

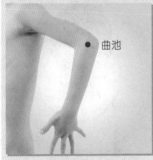

曲池

位于肘横纹外侧端，屈肘，当尺泽与肱骨外上髁连线中点。

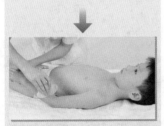

用刮痧板厚边刮拭曲池穴20次，由上至下，力度适中，以出痧为度。

---

2 其次刮这里
▼
尺泽

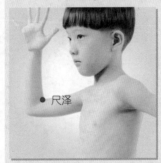

尺泽

位于肘横纹中，肱二头肌腱桡侧凹陷处。

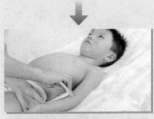

用刮痧板的角部刮拭尺泽穴50次，力度适中，可不出痧。

---

3 最后刮这里
▼
外关

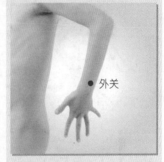

外关

位于前臂背侧，当阳池与肘尖的连线上，腕背横纹上2寸，尺骨与桡骨之间。

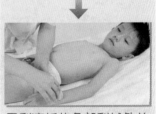

用刮痧板的角部刮拭外关穴20次，力度适中，可不出痧。

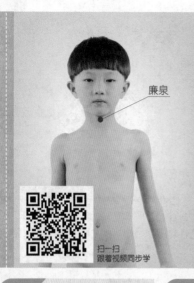

廉泉

扫一扫
跟着视频同步学

小儿咳嗽

○小儿咳嗽是小儿呼吸系统疾病之一。当呼吸道有异物或受到过敏性因素的刺激时，既会引起咳嗽。此外，呼吸系统疾病大部分都会引起呼吸道急、慢性炎症，均可引起咳嗽。中医认为，因外感六淫之邪多从肺脏侵袭人体，故多致肺失宣肃，肺气上逆则发为咳嗽。

穴位 特效穴位包括廉泉、天突、膻中。再加上肺俞(见136页)效果会更佳。

---

1 首先刮这里 ▼ 廉泉	**2** 其次刮这里 ▼ 天突	**3** 最后刮这里 ▼ 膻中

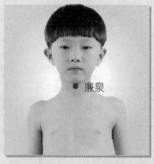

廉泉

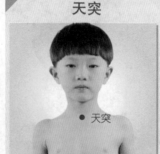

天突

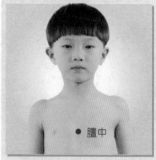

膻中

位于颈部，当前正中线上，结喉上方，舌骨上缘凹陷处。

位于颈部，当前正中线上，胸骨上窝中央。

位于胸部，当前正中线上，平第四肋间，两乳头连线的中点。

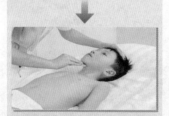

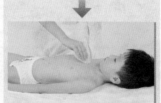

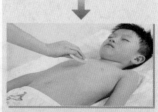

用刮痧板角部刮拭廉泉穴20次，力度适中，可不出痧。

用刮痧板角部刮拭天突穴20次，力度微重，以出痧为度。

用刮痧板角部刮拭膻中穴20次，力度适中，以出痧为度。

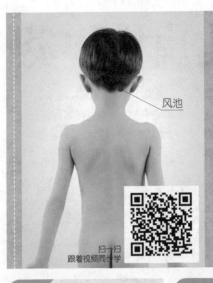

风池

扫一扫
跟着视频同步学

儿科疾病

小儿发热

○小儿体温超过正常的体温37.3℃即为发热。临床一般伴有面赤唇红、烦躁不安、大便干燥。小儿正常体温是36～37.3℃，低度发热体温介于37.3～38℃之间，中度发热体温为38.1～39℃，高度发热体温为39.1～40℃，超高热则为41℃，若体温高、发热持续时间过长，应及早就医，细心护理。

穴位 特效穴位包括风池、大椎、复溜。再加上肺俞(见136页)效果会更佳。

1 首先刮这里 ▼	**2** 其次刮这里 ▼	**3** 最后刮这里 ▼
风池	大椎	复溜

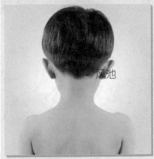

风池

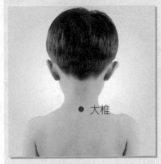

大椎

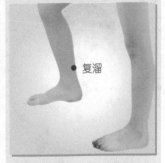

复溜

位于项部，当枕骨之下，与风府相平，胸锁乳突肌与斜方肌上端之间的凹陷处。

位于后正中线上，第七颈椎棘突下凹陷中。

位于小腿内侧，太溪直上2寸，跟腱的前方。

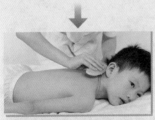

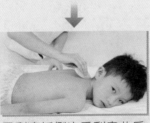

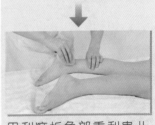

用刮痧板角部重刮患儿后颈部风池穴20次，直至皮下出现紫色痧斑、痧痕形成为止。

用刮痧板侧边重刮患儿后颈部大椎穴20次，直至皮下出现紫色痧斑、痧痕形成为止。

用刮痧板角部重刮患儿复溜穴20次，直至皮下出现紫色痧斑、痧痕形成为止。

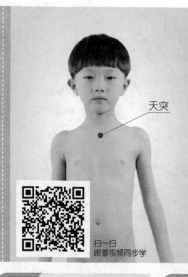

天突

儿科疾病

小儿扁桃体炎

○小儿扁桃体炎是小儿常见病的一种，4～6岁的小儿发病率较高。当扁桃体吸入的病原微生物数量较多或毒力较强时，就会引起相应的临床症状，发生炎症，出现红肿、疼痛、化脓，伴有头痛、咽痛等症状。

扫一扫
跟着视频同步学

穴位
特效穴位包括廉泉、天突、太溪。
再加上人迎(见151页)、曲池(见157页)、尺泽(见131页)、合谷(见137页)、风池(见149页)、水泉(见155页)效果会更佳。

---

1 首先刮这里
▼
廉泉

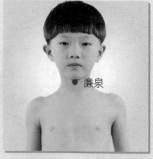

廉泉

位于颈部，当前正中线上，结喉上方，舌骨上缘凹陷处。

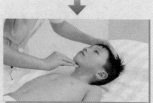

用刮痧板角部刮拭廉泉穴20次，力度微重，以皮肤发红为度。

---

2 其次刮这里
▼
天突

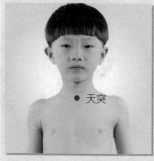

● 天突

位于颈部，当前正中线上，胸骨上窝中央。

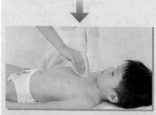

用刮痧板角部刮拭天突穴20次，力度微重，以出痧为度。

---

3 最后刮这里
▼
太溪

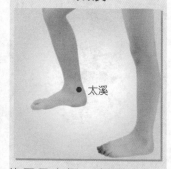

太溪

位于足内侧，内踝后方，当内踝尖与跟腱之间的凹陷处。

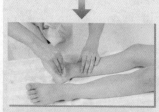

用刮痧板角部重刮患儿太溪穴20次，直至皮肤下面出现紫色痧斑、痧痕形成为止。

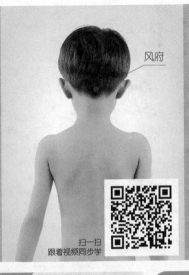

风府

小儿咽炎

○小儿咽炎是指小儿因咽部黏膜、黏膜下组织和淋巴组织病变所产生的感染，通常于患儿免疫力下降时，病原菌趁虚而入引发咽炎。可分为急性咽炎和慢性咽炎。

穴位

特效穴位包括缺盆、风府、心俞。再加上肺俞(见136页)、大椎(见133)、风池(见133页)、尺泽(见131页)、孔最(见136页)效果会更佳。

扫一扫
跟着视频同步学

儿科疾病

---

1 首先刮这里 ▼ 缺盆

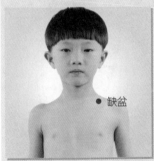

缺盆

位于锁骨上窝中央，距前正中线4寸。

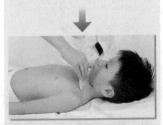

用刮痧板角部重刮患儿缺盆穴20次，皮肤发热、发红即可。

2 其次刮这里 ▼ 风府

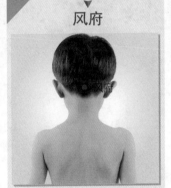

风府

位于项部，当后发际正中直上1寸，枕外隆凸直下，两侧斜方肌之间凹陷中。

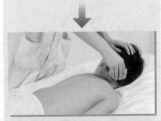

用刮痧板角部重刮患儿后颈部风府穴20次，以头皮发热为度。

3 最后刮这里 ▼ 心俞

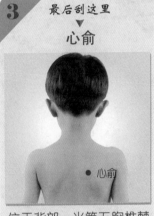

心俞

位于背部，当第五胸椎棘突下，旁开1.5寸。

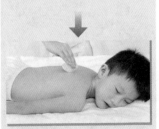

用刮痧板侧边重刮患儿心俞穴20次，直至皮肤发红、发热即可。

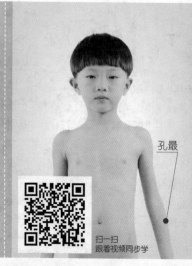

孔最

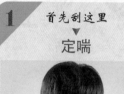

扫一扫
跟着视频同步学

小儿哮喘

○小儿哮喘是小儿时期常见的慢性呼吸系统疾病，主要以呼吸困难为特征。本病常反复发作，迁延难愈，病因较为复杂，危险因素很高，通常发病常与环境因素有关，临床表现为反复发作性喘息、呼吸困难、气促、胸闷或咳嗽。

穴位 特效穴位包括定喘、肺俞、孔最。再加上膻中(见132页)、列缺(见126页)、丰隆(见036页)效果会更佳。

---

1 首先刮这里 ▼ 定喘

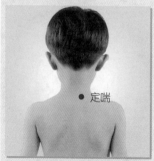

定喘

位于背部，当第七颈椎棘突下，旁开0.5寸。

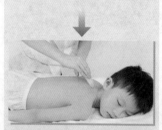

用刮痧板角部重刮患儿后颈部定喘穴20次，直至皮下出现紫色痧斑、痧痕形成为止。

2 其次刮这里 ▼ 肺俞

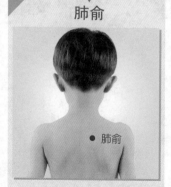

肺俞

位于背部，当第三胸椎棘突下，旁开1.5寸。

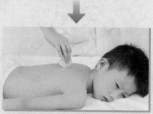

用刮痧板角部重刮患儿背部肺俞穴20次，直至皮下出现紫色痧斑、痧痕形成为止。

3 最后刮这里 ▼ 孔最

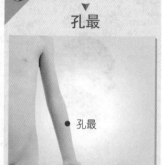

孔最

位于前臂掌面桡侧，当尺泽与太渊连线上，腕横纹上7寸。

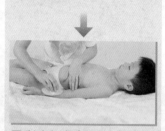

用刮痧板角部刮拭孔最穴20次，力度微重，以出痧为度。

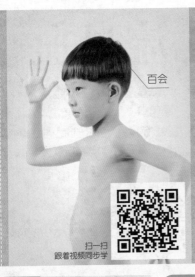

百会

小儿惊风

○小儿惊风是小儿时期常见的一种急重病症，其临床症状多以抽搐伴高热、昏迷为主。常见于5岁以下的小儿，年龄越小，发病率越高。但凡发病往往比较凶险，变化快，威胁生命。其中伴有发热者，多为感染性疾病所致；不发热者，多为非感染性疾病所致。

穴位 特效穴位包括百会、合谷、太冲。再加上大椎(见043页)、脾俞(见139页)、肾俞(见155页)效果会更佳。

扫一扫
跟着视频同步学

儿科疾病

1 首先刮这里 ▼ 百会	2 其次刮这里 ▼ 合谷	3 最后刮这里 ▼ 太冲

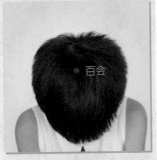
百会

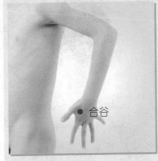
合谷

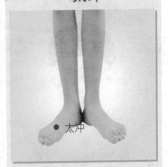
太冲

位于头部，当前发际正中直上5寸，或两耳尖连线的中点处。

位于手背，第一、第二掌骨间，当第二掌骨桡侧的中点处。

位于足背侧，当第一跖骨间隙的后方凹陷处。

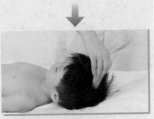

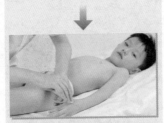

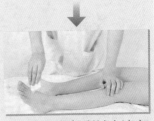

以刮痧板角部为着力点，刮拭百会穴20次，力度适中，发热即可。

用刮痧板角部刮拭合谷穴20次，力度微重，速度适中，以出痧为度。

用刮痧板角部刮拭太冲穴30次，力度适中，刮至皮肤潮红发热即可。

小儿流鼻血

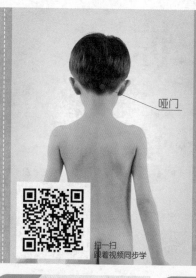

哑门

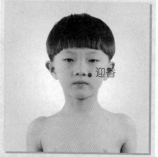

扫一扫
跟着视频同步学

○小儿鼻出血是小儿流鼻血常见的临床症状之一，引起偶尔流鼻血的原因有上火、心情焦虑，或鼻子被异物撞击、人为殴打等因素。鼻出血也可由鼻腔本身疾病引起，也可能是全身性疾病所诱发。鼻出血的患儿平常要多食水果蔬菜及容易消化的食物。

穴位 特效穴位包括迎香、哑门、厉兑。再加上合谷（见137页）、太冲（见137页）效果会更佳。

1 首先刮这里	2 其次刮这里	3 最后刮这里
▼ 迎香	▼ 哑门	▼ 厉兑

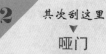

迎香

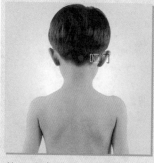

哑门

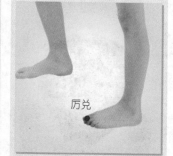

厉兑

位于鼻翼外缘中点旁，当鼻唇沟中。

位于项部，当后发际正中直上0.5寸，第一颈椎下。

位于足第二趾末节外侧，距趾甲角0.1寸（指寸）。

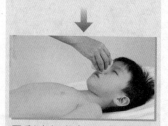

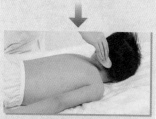

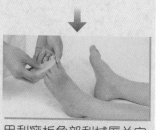

用刮痧板角部刮拭迎香穴30次，力度略轻，皮肤发热即可。

用刮痧板角部刮拭哑门穴50次，至皮下紫色痧斑、痧痕形成为止。

用刮痧板角部刮拭厉兑穴20次，力度适中，刮至皮肤潮红发热即可。

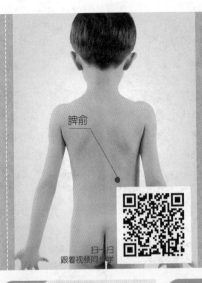

脾俞

小儿厌食

○小儿厌食症表现为小儿长时间食欲减退或消失，以进食量减少为其主要特征，是一种慢性消化性功能紊乱综合征。常见于1～6岁的小儿，因不喜进食很容易导致小儿营养不良、贫血、佝偻病及免疫力低下等症状，严重者还会影响患儿身体和智力的发育。

扫一扫
跟着视频同步学

穴位 特效穴位包括足三里、三阴交、脾俞。再加上胃俞(见144页)、哑门(见138页)效果会更佳。

儿科疾病

---

1 首先刮这里
▼
足三里

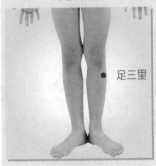

足三里

位于小腿前外侧，当犊鼻下3寸，距胫骨前缘一横指（中指）。

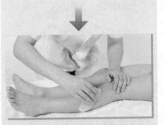

以刮痧板侧边为着力点，刮拭足三里穴50次，以出痧为度。

---

2 其次刮这里
▼
三阴交

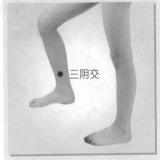

三阴交

位于小腿内侧，当足内踝尖上3寸，胫骨内侧缘后方。

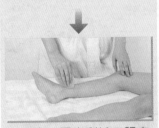

用刮痧板厚边刮拭三阴交穴50次，刮到不再出现新痧为止。

---

3 最后刮这里
▼
脾俞

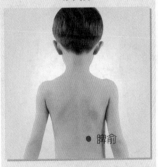

脾俞

位于背部，当第十一胸椎棘突下，旁开1.5寸。

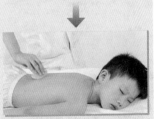

以刮痧板厚边为着力点，刮拭脾俞穴30次，手法宜轻，以出痧为度。

儿科疾病

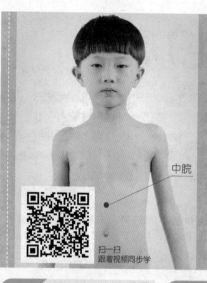

中脘

扫一扫
跟着视频同步学

小儿消化不良

○小儿消化不良是由饮食不当或非感染引起的小儿肠胃疾患。在临床上有以下症状：餐后饱胀、进食量少，偶有呕吐、哭闹不安等主要症状。小儿发生营养不良的概率较高，对小儿生长发育也会造成一定的影响。平时要让小儿养成良好的进食习惯。

穴位 特效穴位包括中脘、板门、梁丘。再加上内关(见055页)效果会更佳。

1 首先刮这里 ▼ 中脘

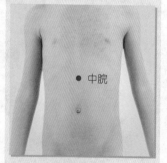

中脘

位于上腹部，前正中线上，当脐中上4寸。

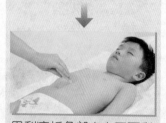

用刮痧板角部由上至下刮拭中脘穴3～5分钟，速度适中，以出痧为度。

2 其次刮这里 ▼ 板门

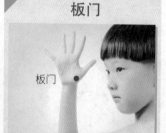

板门

位于手掌大鱼际表面（双手拇指近侧，在手掌肌肉隆起处）。

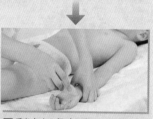

用刮痧板角部刮拭患儿的板门穴，至皮肤潮红发热即可。

3 最后刮这里 ▼ 梁丘

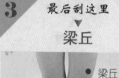

梁丘

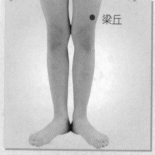

屈膝，位于大腿前面，当髂前上棘与髌底外侧端的连线上，髌底上2寸。

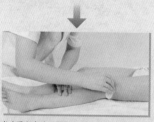

以刮痧板厚边为着力点，刮拭梁丘穴50次，以出痧为度。

小儿便秘

○新生儿正常排便为出生一周后一天排便4～6次，3～4岁的小儿排便次数一天1～2次为正常。便秘是临床常见的复杂症状，主要是指排便次数减少、粪便量减少、粪便干结等病理现象，通常以排便频率减少为主要症状，多由于排便规律改变所致。

穴位 特效穴位包括天枢、足三里、上巨虚。再加上大肠俞(见050页)、小肠俞(见076页)效果会更佳。

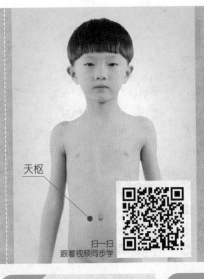

天枢

扫一扫
跟着视频同步学

儿科疾病

---

1 首先刮这里 ▼ 天枢

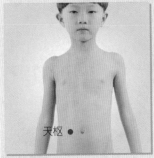

天枢

位于腹中部，距脐中2寸。

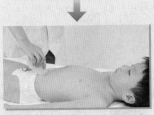

用刮痧板角部刮拭天枢穴50次，以皮肤发红、出痧为度。

2 其次刮这里 ▼ 足三里

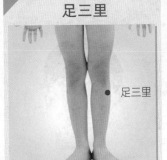

足三里

位于小腿前外侧，当犊鼻下3寸，距胫骨前缘一横指（中指）。

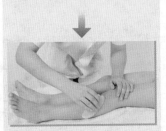

以刮痧板厚边为着力点，刮拭足三里穴50次，以出痧为度。

3 最后刮这里 ▼ 上巨虚

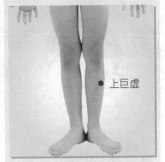

上巨虚

位于小腿前外侧，当犊鼻下6寸，距胫骨前缘一横指。

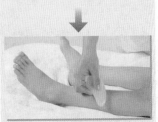

以刮痧板厚边为着力点，刮拭上巨虚穴50次，以出痧为度。

小儿流涎

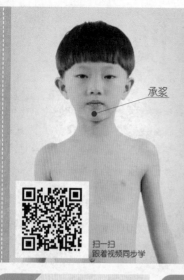
承浆

扫一扫
跟着视频同步学

○小儿流涎症是一种唾液增多的症状。多见于6个月至1岁半的小儿，其原因有生理和病理两种。病理因素常见于口腔和咽部黏膜炎症、面神经麻痹、脑炎后遗症等所致的唾液分泌过多，吞咽不利也可导致流涎。

穴位 | 特效穴位包括承浆、地仓、足三里。再加上三阴交（见047页）、脾俞（见139页）、胃俞（见144页）效果会更佳。

---

1 首先刮这里 ▼ 承浆

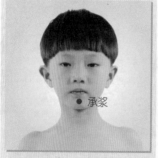
承浆

位于面部，当颏唇沟的正中凹陷处。

↓

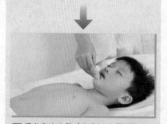

用刮痧板角部刮拭承浆穴50次，力度略轻，发热即可，不必出痧。

---

2 其次刮这里 ▼ 地仓

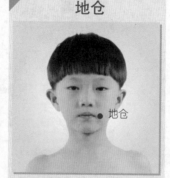
地仓

位于面部，口角外侧，上直对瞳孔。

↓

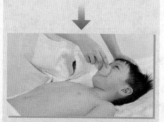

用刮痧板角部刮拭地仓穴50次，力度略轻，发热即可，不必出痧。

---

3 最后刮这里 ▼ 足三里

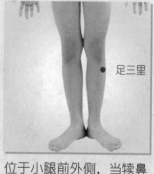
足三里

位于小腿前外侧，当犊鼻下3寸，距胫骨前缘一横指（中指）。

↓

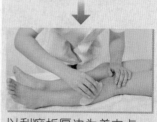

以刮痧板厚边为着力点，刮拭足三里穴50次，以出痧为度。

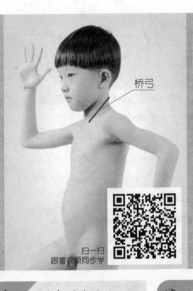

桥弓

扫一扫
跟着视频同步学

小儿脑炎后遗症

○小儿脑炎后遗症是小儿脑炎治疗后还残留神经、精神方面的症状，以病毒性脑炎最为常见。由于病毒的种类不同，脑炎的表现也就多种多样。通常都有不同程度的头痛、呕吐、精神面色不好、困倦多睡等症状。

穴位　特效穴位包括桥弓、眉弓、天心。
再加上百会(见048页)、四神聪(见158页)、太阳(见052页)、风池(见133页)、肩井(见146页)、印堂(见048页)效果会更佳。

儿科疾病

---

1 首先刮这里 ▼ **桥弓**

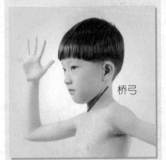

桥弓

位于颈部两侧，沿胸锁乳突肌成一条直线。

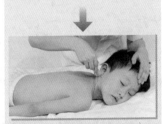

用刮痧板厚棱角面侧为着力点，刮拭桥弓穴50次，力度适中。

---

2 其次刮这里 ▼ **眉弓**

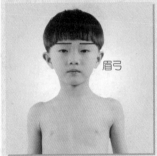

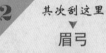
眉弓

位于眉头沿眉向眉梢延伸成一直线。

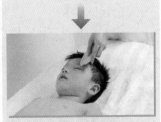

用刮痧板厚棱角面侧为着力点，刮拭眉弓穴50次，力度适中。

---

3 最后刮这里 ▼ **天心**

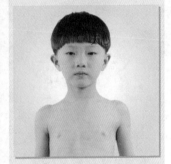

天心

位于额头正中，天庭稍下处。

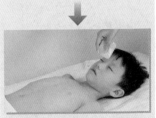

用刮痧板角部刮拭天心穴30次，力度适中，以皮肤潮红发热即可。

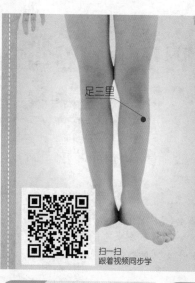

足三里

扫一扫
跟着视频同步学

小儿佝偻病

○小儿佝偻病，是一种以骨骼生长发育障碍和肌肉松弛为主的慢性营养缺乏疾病。多见于3岁以下的小孩，其发病原因是先天营养不足、喂养不当、维生素D缺乏等。小儿佝偻病最初多表现为精神、神经方面的症状，如烦躁不安、哭闹和多汗等特征。

穴位 特效穴位包括足三里、脾俞、胃俞。再加上肾俞(见155页)、委中(见047页)、承筋(见148页)效果会更佳。

---

1 首先刮这里 ▼ 足三里

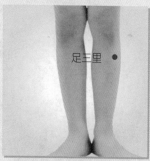

足三里

位于小腿前外侧，当犊鼻下3寸，距胫骨前缘一横指（中指）。

↓

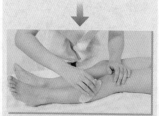

以刮痧板厚边为着力点，刮拭足三里穴50次，以出痧为度。

2 其次刮这里 ▼ 脾俞

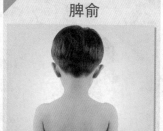

脾俞

位于背部，当第十一胸椎棘突下，旁开1.5寸。

↓

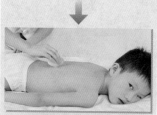

以刮痧板厚边为着力点，刮拭脾俞穴30次，手法宜轻，以出痧为度。

3 最后刮这里 ▼ 胃俞

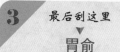

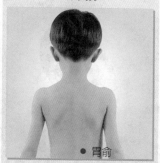

胃俞

位于背部，当第十二胸椎棘突下，旁开1.5寸。

↓

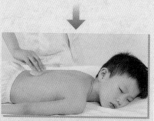

以刮痧板厚边为着力点，刮拭胃俞穴30次，手法宜轻，以出痧为度。

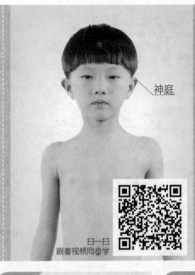

神庭

小儿多动症

儿科疾病

◎小儿多动症即注意缺陷多动障碍，与同龄儿童相比，患儿有明显的注意力不集中、易受干扰、活动过度等特征。通常于6岁前起病，主要临床表现为注意力不集中、情绪激动、虐待动物、反应迟钝等。

扫一扫
跟着视频同步学

穴位

特效穴位包括神庭、百会、曲池。
再加上内关(见055页)、大陵(见147页)、神门(见147页)、膻中(见152页)、风府(见135页)、大椎(见043页)、心俞(见135页)、肾俞(见155页)效果会更佳。

---

1 首先刮这里
▼
神庭

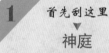
神庭

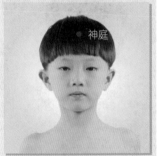

位于头部，当前发际正中直上0.5寸。

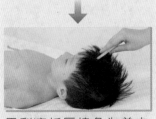

用刮痧板厚棱角为着力点，刮拭神庭穴50次，力度适中。

---

2 其次刮这里
▼
百会

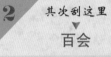
百会

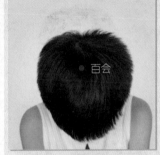

位于头部，当前发际正中直上5寸，或两耳尖连线的中点处。

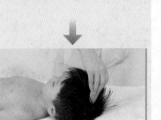

以刮痧板角部为着力点，刮拭百会穴50次，力度适中，以发热为度。

---

3 最后刮这里
▼
曲池

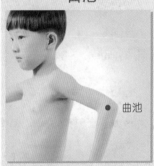
曲池

位于肘横纹外侧端，屈肘，当尺泽与肱骨外上髁连线中点。

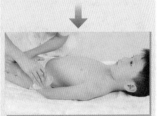

用刮痧板厚边刮拭曲池穴50次，由上至下，力度适中，以出痧为度。

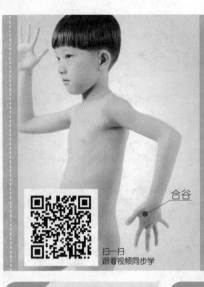

合谷

扫一扫
跟着视频同步学

小儿落枕

○小儿落枕在临床上并不多见，但是它的发病机理却跟成人基本相似。小儿落枕常因感受寒凉或睡姿不良等所致，以颈项强痛和转侧不利为主症。中医所说"不通则痛"可以很好地解释落枕疼痛的原因，主要因患侧胸锁乳突肌、斜方肌和肩胛提肌经脉闭阻、血脉不通、局部肌肉痉挛所致。

穴位 特效穴位包括合谷、风池、肩井。再加上大椎(见043页)效果会更佳。

---

1 首先刮这里 ▼ 合谷

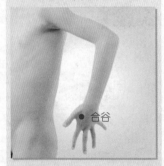

合谷

位于手背，第一、第二掌骨间，当第二掌骨桡侧的中点处。

⬇

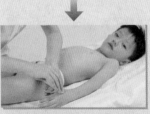

用刮痧板角部，施以旋转回环的连续刮拭动作，刮拭合谷穴50次，至皮下紫色痧斑、痧痕形成为止。

2 其次刮这里 ▼ 风池

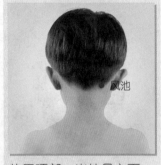

风池

位于项部，当枕骨之下，与风府相平，胸锁乳突肌与斜方肌上端之间的凹陷处。

⬇

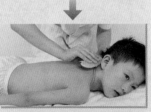

用刮痧板侧边重刮患儿后颈部风池穴50次，直至皮下出现紫色痧斑、痧痕形成为止。

3 最后刮这里 ▼ 肩井

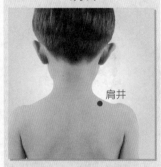

肩井

位于肩上，前直乳中，当大椎与肩峰端连线的中点上。

⬇

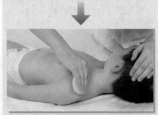

用刮痧板角部刮拭肩井穴10～15遍，用力重刮，以出痧为度。

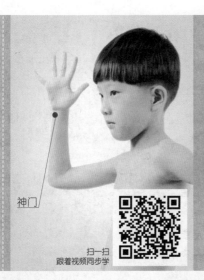

神门

扫一扫
跟着视频同步学

小儿失眠

○小儿失眠是指小儿因经常性睡眠不安或难以入睡、易醒等，导致其睡眠不足的病症。常伴有精神状况不佳、健忘、反应迟钝、疲劳乏力等问题。婴幼儿失眠的原因一般是饥饿或过饱、身体不舒适、睡前过于兴奋、环境改变或嘈杂、因与亲密抚养者分离而产生焦虑等。

穴位 特效穴位包括安眠、神门、大陵。再加上肺俞(见136页)、心俞(见135页)效果会更佳。

儿科疾病

---

1 首先刮这里 ▼ 安眠

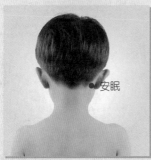

安眠

位于翳风穴与风池穴连线的中点。

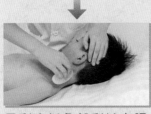

用刮痧板角部刮拭安眠穴，力度不宜太重，以潮红出痧为度。

---

2 其次刮这里 ▼ 神门

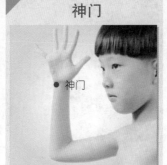

神门

位于腕部，腕掌侧横纹尺侧端，尺侧腕屈肌腱的桡侧凹陷处。

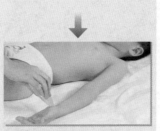

用刮痧板角部刮拭神门穴30次，力度不宜太重，以潮红出痧为度。

---

3 最后刮这里 ▼ 大陵

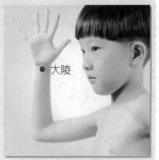

大陵

位于腕掌横纹的中点处，当掌长肌腱与桡侧腕屈肌腱之间。

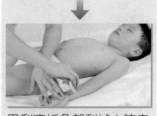

用刮痧板角部刮拭大陵穴30次，力度不宜太重，以潮红出痧为度。

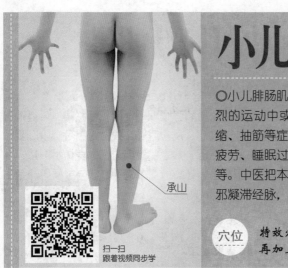

承山

小儿腓肠肌痉挛

○小儿腓肠肌痉挛，又称"抽筋"，是指小儿在剧烈的运动中或游泳时所发生的小腿肌肉突然的收缩、抽筋等症状。主要原因有外界环境影响、过度疲劳、睡眠过多、全身脱水失盐、缺钙、动脉硬化等。中医把本病归属"痹证"范畴。认为是寒凉之邪凝滞经脉，使气血运行不畅所致。

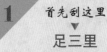

扫一扫
跟着视频同步学

穴位 特效穴位包括足三里、承筋、承山。再加上委中(见047页)效果会更佳。

---

1 首先刮这里	2 其次刮这里	3 最后刮这里
▼ **足三里**	▼ **承筋**	▼ **承山**

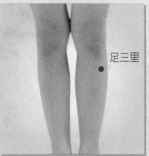

足三里

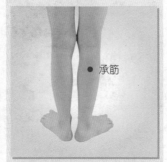

承筋

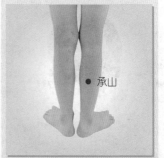

承山

位于小腿前外侧，当犊鼻下3寸，距胫骨前缘一横指（中指）。

位于小腿后面，腓肠肌肌腹中央，委中下5寸。

位于小腿后面正中，委中与昆仑之间，当伸直小腿或足跟上提时，腓肠肌肌腹下出现的尖角凹陷处。

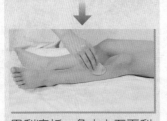

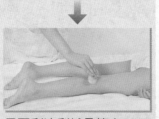

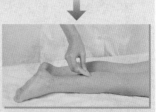

用刮痧板一角由上至下刮拭足三里穴3~5分钟，力度微重。

用面刮法刮拭承筋穴1~3分钟，力度由轻到重，至潮红出痧为度。

用角刮法刮拭患儿小腿后面正中的承山穴30次，力度适中，以皮肤潮红发热为宜。

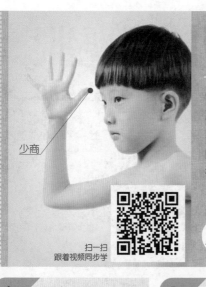

少商

小儿红眼病

○小儿红眼病在医学上称为急性结膜炎，是由细菌或病毒感染引起的，主要通过接触传染。主要临床表现有双眼红肿、眼睑肿胀、发痒、怕光、流泪、眼屎多，一般不影响视力，但如果不及时治疗，则有可能转成慢性结膜炎。

扫一扫
跟着视频同步学

穴位

特效穴位包括上星、商阳、少商。再加上风池(见133页)、肺俞(见136页)、肝俞(见124页)、脾俞(见139页)效果会更佳。

儿科疾病

1 首先刮这里 ▼ 上星	**2** 其次刮这里 ▼ 风池	**3** 最后刮这里 ▼ 少商

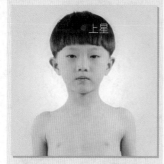
上星

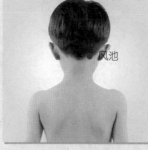
风池

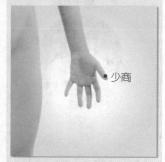
少商

位于头部，当前发际正中直上1寸。

位于项部，当枕骨之下，与风府相平，胸锁乳突肌与斜方肌上端之间的凹陷处。

位于手拇指末节桡侧，距指甲角0.1寸（指寸）。

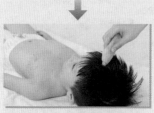

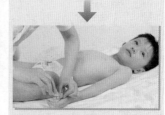

用刮痧板角部刮拭上星穴1～3分钟，以头皮发热为度。

用刮痧板角部刮拭风池穴10～15遍，一步到位。因肩部肌肉丰富，要用力重刮，以出痧为度。

用刮痧板角部刮拭少商穴1分钟，力度均匀，发热即可。

儿科疾病

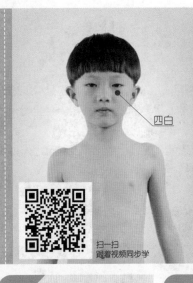

四白

扫一扫
跟着视频同步学

小儿近视眼

○小儿近视是屈光不正的一种，是指在视网膜前面成像，远处的物体聚焦不准的一种状态，是由于角膜和视网膜距离较长等原因引起的。小儿近视指发病为儿童时期，存在调节异常，进展性，易受多因素干扰的特点。

穴位 特效穴位包括四白、肩井、鱼腰。再加上风池(见133页)、攒竹(见181页)、肝俞(见124页)效果会更佳。

---

1 首先刮这里
▼
四白

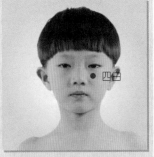

四白

位于瞳孔直下，当眶下孔凹陷处。

↓

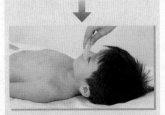

用刮痧板角部揉动四白穴30次，力度适中。

---

2 其次刮这里
▼
肩井

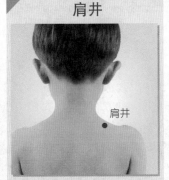

肩井

位于肩上，前直乳中，当大椎与肩峰端连线的中点上。

↓

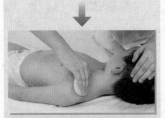

用刮痧板角部刮拭肩井穴10～15遍，用力重刮，以出痧为度。

---

3 最后刮这里
▼
鱼腰

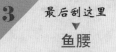

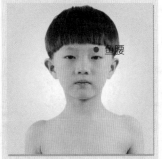

鱼腰

位于额部，瞳孔直上，眉毛中。

↓

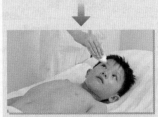

用刮痧板角部沿着眉毛方向刮拭，在鱼腰穴处重点刮拭，操作20～30次。

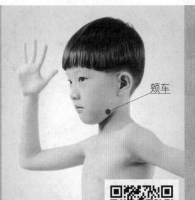

小儿流行性腮腺炎

颊车

扫一扫
跟着视频同步学

○流行性腮腺炎，是由腮腺炎病毒引起的一种急性呼吸道传染病。多见于4～15岁的儿童和青少年，频发于冬、春季。其特征表现为腮腺的非化脓性肿胀疼痛。本病大多数发病急骤，有恶寒发热、头痛、恶心、咽痛、全身不适、食欲不振等症状。

穴位　特效穴位包括颊车、人迎、翳风。再加上肩井(见146页)、合谷(见137页)效果会更佳。

儿科疾病

1 首先刮这里 ▼ 颊车

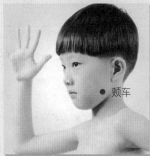

颊车

位于面颊部，下颌角前上方约一横指（中指），当咀嚼时咬肌隆起，按之凹陷处。

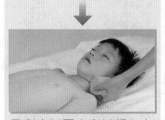

用刮痧板厚边刮拭颊车穴1～3分钟，力度微轻，以潮红出痧为度。

2 其次刮这里 ▼ 人迎

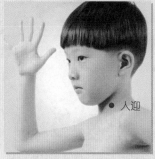

人迎

位于颈部，当胸锁乳突肌的前缘，颈总动脉搏动处。

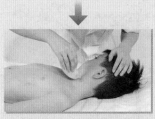

用刮痧板角部刮拭人迎穴1～3分钟，力度微轻，以潮红出痧为度。

3 最后刮这里 ▼ 翳风

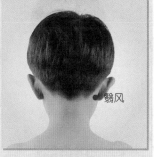

翳风

位于耳垂后，当乳突与下颌骨之间凹陷处。

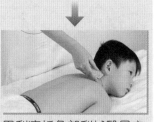

用刮痧板角部刮拭翳风穴10～15遍，力度适中，以出痧为度。

儿科疾病

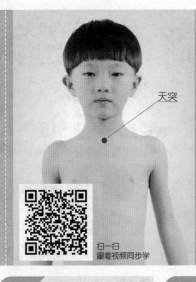

天突

扫一扫
跟着视频同步学

小儿地方性甲状腺肿大

◎小儿地方性甲状腺肿大主要因为缺碘，是一种地方性流行疾病。早期症状为甲状腺轻、中度弥漫性肿大，质软，无压痛。极少数明显肿大者会出现呼吸困难、吞咽困难、声音嘶哑、刺激性咳嗽等症状。严重者影响小儿智力及身体发育。

穴位 特效穴位包括天突、膻中、三阴交。再加上太冲(见137页)、风府(见135页)、胆俞(见031页)效果会更佳。

---

1 首先刮这里 ▼ 天突

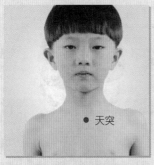

天突

位于颈部，当前正中线上，胸骨上窝中央。

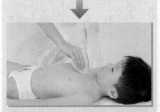

用刮痧板角部刮拭天突穴1～2分钟，力度适中，以皮肤潮红出痧为度。

2 其次刮这里 ▼ 膻中

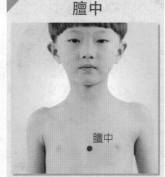

膻中

位于胸部，当前正中线上，平第四肋间，两乳头连线的中点。

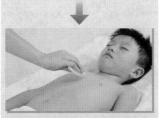

用刮痧板角部刮拭膻中穴50次，力度略轻，以出痧为度。

3 最后刮这里 ▼ 三阴交

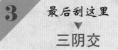

三阴交

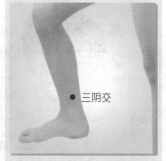

三阴交

位于小腿内侧，当足内踝尖上3寸，胫骨内侧缘后方。

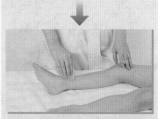

用刮痧板角部刮拭三阴交穴50次，刮到不再出现新痧为止。

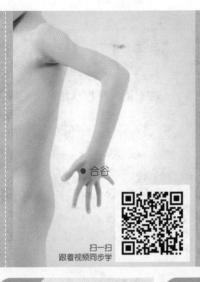

扫一扫
跟着视频同步学

小儿面瘫

儿科疾病

○面瘫也叫面神经麻痹，俗称"吊线风"、"歪嘴病"。临床主要表现为病侧面部表情肌瘫痪、眼睑不能闭合、鼻唇沟变平坦、口角下垂、流涎、不能皱额蹙眉、额纹消失、鼓腮漏气、示齿困难、口腔齿颊间常有食物存积等，部分病人耳或乳突部有疼痛感。

穴位 特效穴位包括颊车、合谷、太冲。再加上翳风(见151页)、风池(见133页)效果会更佳。

1 首先刮这里	**2** 其次刮这里	**3** 最后刮这里
▼	▼	▼
颊车	**合谷**	**太冲**

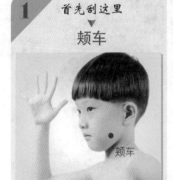

位于面颊部，下颌角前上方约一横指（中指），当咀嚼时咬肌隆起，按之凹陷处。

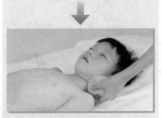

用刮痧板厚边刮拭颊车穴1~3分钟，力度微轻，以潮红出痧为度。

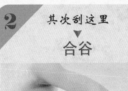
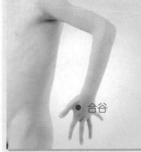

位于手背，第一、第二掌骨间，当第二掌骨桡侧的中点处。

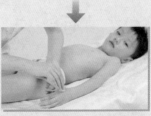

用刮痧板角部，施以旋转回环的刮拭动作，刮拭合谷穴50次，至皮下紫色痧斑、痧痕形成为止。

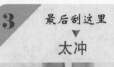
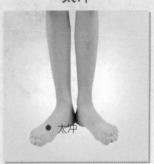

位于足背侧，当第一跖骨间隙的后方凹陷处。

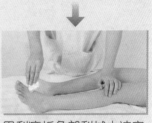

用刮痧板角部刮拭太冲穴30次，力度适中，刮至皮肤潮红发热即可。

儿科疾病

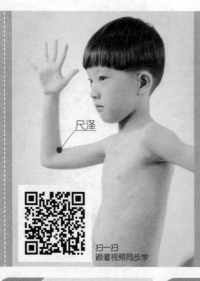

尺泽

扫一扫
跟着视频同步学

小儿百日咳

○小儿百日咳是小儿常见的一种呼吸道传染性疾病。以阵发性痉挛咳嗽，伴有鸡鸣样吸气声或吸气样吼声为其主要特征。病程长达2~3个月。发病初期，有流鼻涕、打喷嚏、低热、轻微咳嗽症状，数日后咳嗽加重，转变为阵咳或剧烈咳嗽，可持续2~3周，咳后伴有一次鸡鸣样吸气声。

穴位 特效穴位包括尺泽、合谷、身柱。再加上风门(见157页)、肺俞(见136页)效果会更佳。

---

1 首先刮这里 ▼ **尺泽**

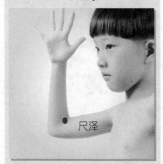

尺泽

位于肘横纹中，肱二头肌腱桡侧凹陷处。

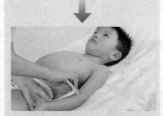

用刮痧板角部刮拭尺泽穴3~5分钟，力度适中，可不出痧。

---

2 其次刮这里 ▼ **合谷**

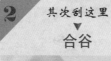

合谷

位于手背，第一、第二掌骨间，当第二掌骨桡侧的中点处。

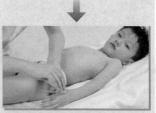

用刮痧板角部施以旋转回环的连续刮拭动作，刮拭合谷穴50次，至皮下紫色痧斑、痧痕形成为止。

---

3 最后刮这里 ▼ **身柱**

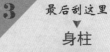

身柱

位于背部，当第三胸椎棘突下凹陷处。

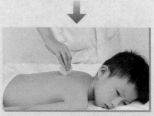

用刮痧板厚边刮拭身柱穴50次，以出痧为度。

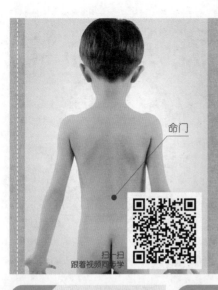

命门

小儿肾盂肾炎

○小儿肾盂肾炎是由细菌感染肝脏导致肾盂、肾实质及肾盏组织病变。急性肾盂肾炎起病急，发病快，伴高热、寒战、呕吐、腹泻、食欲不振等症状。若是治疗不够彻底，或反复发作，日久可转为慢性肾盂肾炎。慢性肾盂肾炎有畏寒、发热、乏力、食欲不振、腰部酸痛、夜尿增多等症状。

穴位　特效穴位包括水泉、肾俞、命门。再加上三阴交(047页)效果会更佳。

儿科疾病

1 首先刮这里
▼
水泉

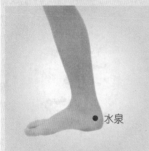

水泉

位于足内踝后下方，当太溪直下1寸，跟骨结节的内侧凹陷处。

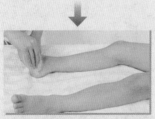

用刮痧板角部刮拭患儿水泉穴50次，力度适中，可不出痧。

2 其次刮这里
▼
肾俞

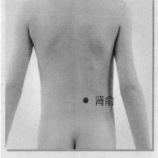

肾俞

位于腰部，当第二腰椎棘突下，旁开1.5寸。

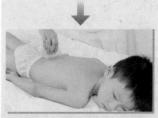

用刮痧板厚边刮拭肾俞穴50次，力度微重，以出痧为度。

3 最后刮这里
▼
命门

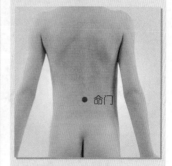

命门

位于腰部，当后正中线上，第二腰椎棘突下凹陷中。

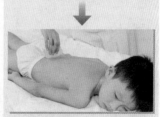

用刮痧板厚边刮拭命门穴50次，力度微重，以出痧为度。

儿科疾病

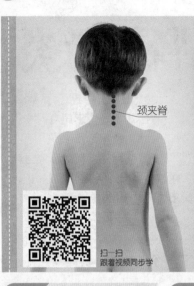
颈夹脊

扫一扫
跟着视频同步学

小儿麻痹后遗症

○小儿麻痹后遗症夏秋季最易发病，是一种严重的致残性疾病，可造成终身肢体残疾。少部分儿童得病后可自行痊愈，但多数儿童发病后，会出现发热、肢体肌肉萎缩无力、畸形和躯干完全麻痹等症状。

穴位　特效穴位包括颈夹脊、环跳、殷门。再加上足三里(见049页)、三阴交(见047页)、合谷(见137页)、手三里(见184页)、曲池(见131页)效果会更佳。

---

1 首先刮这里 ▼ 颈夹脊

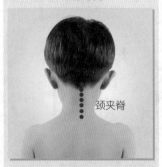
颈夹脊

位于第一颈椎至第七颈椎棘突下两侧，后正中线旁开0.5寸，一侧7个穴。

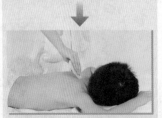

用角刮法刮拭颈夹脊穴1～2分钟，由上至下，力度适中，以出痧为度。

2 其次刮这里 ▼ 环跳

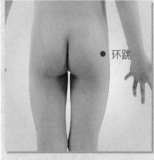
环跳

位于股外侧部，侧卧屈股，当股骨大转子最凸点与骶管裂孔连线的外1/3与1/3交点处。

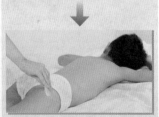

用刮痧板厚边刮拭环跳穴1～3分钟，力度适中，以潮红出痧为度。

3 最后刮这里 ▼ 殷门

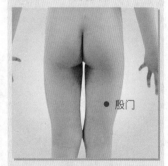
殷门

位于大腿后面，当承扶与委中的连线上，承扶下6寸。

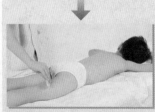

用刮痧板侧边，刮拭殷门穴50次，至皮下紫色痧斑、痧痕形成为止。

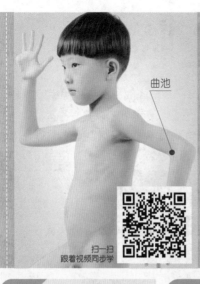

曲池

小儿手足口病

儿科疾病

○手足口病是由肠道病毒引起的传染病。多发生于5岁以下儿童，表现为口痛，厌食，低热，手、足、口腔等部位出现小疱疹或小溃疡，多数患儿一周左右自愈，少数患儿可引起心肌炎、肺水肿、无菌性脑膜脑炎等并发症。

扫一扫
跟着视频同步学

穴位　特效穴位包括曲池、风门、合谷。再加上印堂(见048页)、复溜(见133页)效果会更佳。

1 首先刮这里 ▼ 曲池	**2** 其次刮这里 ▼ 风门	**3** 最后刮这里 ▼ 合谷
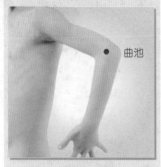 曲池	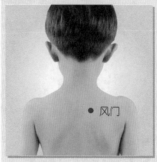 风门	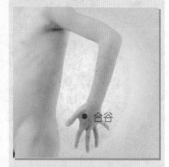 合谷
位于肘横纹外侧端，屈肘，当尺泽与肱骨外上髁连线中点。	位于背部，当第二胸椎棘突下，旁开1.5寸。	位于手背，第一、第二掌骨间，当第二掌骨桡侧的中点处。
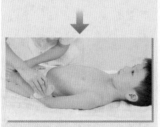	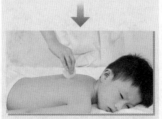	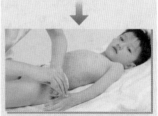
用刮痧板厚边刮拭曲池穴50次，力度适中，以出痧为度。	手握刮痧板与皮肤成45°角，用刮痧板厚边刮拭风门穴50次，手法连贯，以出痧为度。	用刮痧板角部刮拭合谷穴50次，至皮下紫色痧斑、痧痕形成为止。

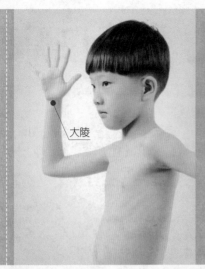

大陵

小儿脑瘫

○指小儿出生后一个月内脑发育处于尚未成熟阶段，由于非进行性脑损伤所致的以姿势各运动功能障碍为主的综合征，是小儿时期常见的中枢神经障碍综合征。病变部位在脑，累及四肢，常伴有智力缺陷、癫痫、行为异常、精神障碍及视觉、听觉、语言障碍等症状。

穴位 特效穴位包括四神聪、合谷、大陵。再加上百会(见048页)效果会更佳。

1 首先刮这里 ▼ 四神聪

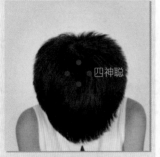

位于头顶部，当百会前后左右各1寸，共四穴。

↓

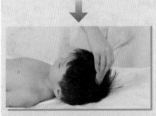

按照梳头的顺序刮拭全头，再用刮痧板一角刮拭四神聪穴各15～30次，以头部潮红发热为度。

2 其次刮这里 ▼ 合谷

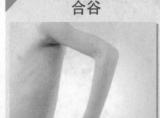

位于手背，第一、第二掌骨间，当第二掌骨桡侧的中点处。

↓

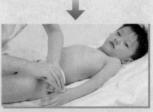

用刮痧板角部施以旋转回环的连续刮拭动作，刮拭合谷穴50次，至皮下紫色痧斑、痧痕形成为止。

3 最后刮这里 ▼ 大陵

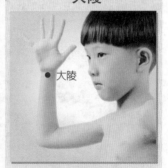

位于腕掌横纹的中点处，当掌长肌腱与桡侧腕屈肌腱之间。

↓

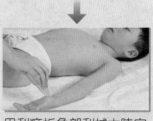

用刮痧板角部刮拭大陵穴30次，力度不宜太重，以潮红出痧为度。

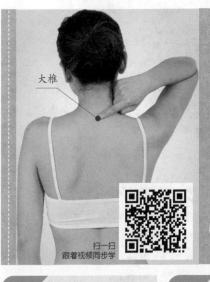

大椎

落枕

○落枕多因睡卧时体位不当，造成颈部肌肉损伤，或颈部感受风寒，或外伤，致使经络不通，气血凝滞，筋脉拘急而成。临床主要表现为颈项部强直酸痛不适，不能转动自如，并向一侧歪斜，甚至疼痛牵引患侧肩背及上肢。

扫一扫
跟着视频同步学

穴位 特效穴位包括大椎、后溪、肩外俞。再加上列缺(见039页)效果会更佳。

骨伤科疾病

1 首先刮这里 ▼ 大椎

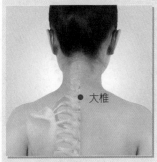

大椎

位于后正中线上，第七颈椎棘突下凹陷中。

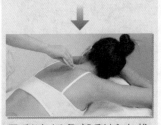

用刮痧板角部刮拭大椎穴，力度轻柔，由上至下刮拭50次，可不出痧。

2 其次刮这里 ▼ 后溪

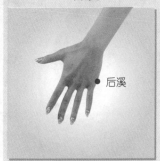

后溪

位于手掌尺侧，微握拳，当小指本节（第五掌指关节）后的远侧掌横纹头赤白肉际处。

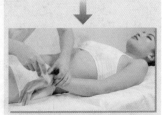

用刮痧板角部刮拭后溪穴50次，力度轻柔，以潮红发热为度，可不出痧。

3 最后刮这里 ▼ 肩外俞

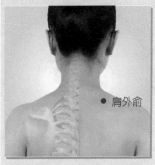

肩外俞

位于背部，当第一胸椎棘突下，旁开3寸。

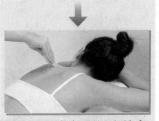

用刮痧板角部刮拭肩外俞穴50次，力度轻柔，以潮红发热为度，可不出痧。

骨伤科疾病

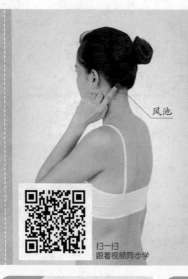

风池

扫一扫
跟着视频同步学

肩周炎

○肩周炎是肩部关节囊和关节周围软组织的一种退行性、炎症性慢性疾患。主要临床表现为患肢肩关节疼痛，昼轻夜重，活动受限，日久肩关节肌肉可出现废用性萎缩。中医认为本病多由气血不足，营卫不固，风、寒、湿之邪侵袭肩部经络，致使筋脉收引，气血运行不畅而成。

穴位 特效穴位包括风池、肩井、哑门。再加上大椎(见057页)、天宗(见099页)效果会更佳。

---

1 首先刮这里 ▼ **风池**

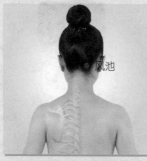
风池

位于项部，当枕骨之下，与风府相平，胸锁乳突肌与斜方肌上端之间的凹陷处。

↓

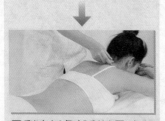

用刮痧板角部刮拭风池穴10～15遍，一步到位。因肩部肌肉丰富，要用力重刮，以出痧为度。

---

2 其次刮这里 ▼ **肩井**

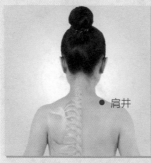
● 肩井

位于肩上，前直乳中，当大椎与肩峰端连线的中点上。

↓

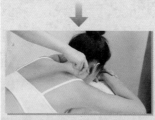

用刮痧板角部刮拭肩井穴10～15遍，用力重刮，以出痧为度。

---

3 最后刮这里 ▼ **哑门**

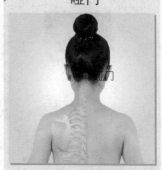
哑门

位于项部，当后发际正中直上0.5寸，第一颈椎下。

↓

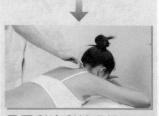

用面刮法刮拭哑门穴50次，力度轻柔，以皮肤潮红为宜。

骨伤科疾病

膝关节炎

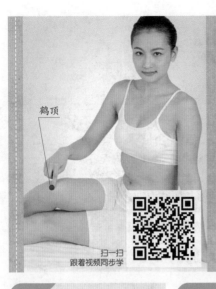

鹤顶

扫一扫
跟着视频同步学

○膝关节炎是最常见的关节炎，是软骨退行性病变和关节边缘骨赘的慢性进行性退化性疾病。以软骨磨损为其主要因素，好发于体重偏重者和中老年人。发病前期没有明显的症状。继之，其主要症状为膝关节深部疼痛、压痛，关节僵硬僵直、麻木、伸屈不利，无法正常活动，关节肿胀等。

穴位　特效穴位包括鹤顶、足三里、膝阳关。再加上阳陵泉(见104页)效果会更佳。

骨伤科疾病

---

1 首先刮这里
▼
鹤顶

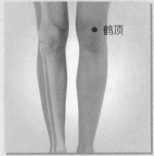

鹤顶

位于膝上部，髌底的中点上方凹陷处。

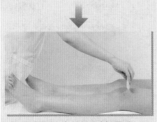

运用面刮法刮拭鹤顶穴，由上至下，力度适中，刮拭2分钟。

---

2 其次刮这里
▼
足三里

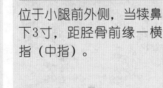

足三里

位于小腿前外侧，当犊鼻下3寸，距胫骨前缘一横指（中指）。

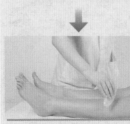

以刮痧板厚边为着力点，刮拭足三里穴50次，以出痧为度。

---

3 最后刮这里
▼
膝阳关

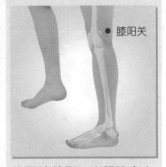

膝阳关

位于膝外侧，当阳陵泉上3寸，股骨外上髁上方的凹陷处。

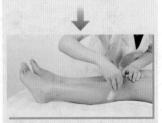

用刮痧板角部从膝阳关穴刮拭至阳陵泉穴10～15遍，以潮红出痧为度。

骨伤科疾病

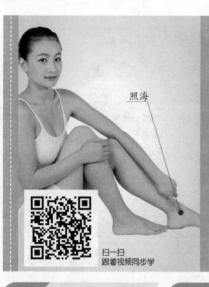

照海

扫一扫
跟着视频同步学

脚踝疼痛

○脚踝疼痛是由于不适当的运动方式使运动量超出了脚踝的承受力，造成脚踝软组织损伤，使它出现了一定疼痛的症状。严重者可造成脚踝滑膜炎、创伤性关节炎等疾病。早期疼痛可以用毛巾包裹冰块敷在踝部进行冰敷。患者日常生活中不宜扛重物，过度劳累，受寒冷刺激，要注意患肢的保暖，适当的活动。

穴位 特效穴位包括照海、昆仑、申脉。再加上太溪(见111页)、解溪(见130页)效果会更佳。

1 首先刮这里 ▼ 照海	2 其次刮这里 ▼ 昆仑	3 最后刮这里 ▼ 申脉

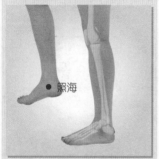 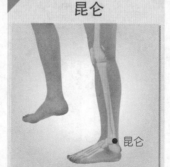 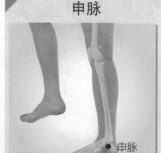

位于足内侧，内踝尖正下方凹陷处。	位于足部外踝后方，当外踝尖与跟腱之间的凹陷处。	位于足外侧部，外踝直下方凹陷中。

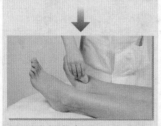 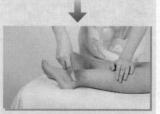 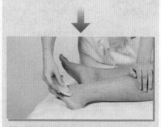

用刮痧板角部刮拭患者足内侧的照海穴50次，力度适中，至皮肤发红为止。	用角刮法刮拭昆仑穴50次，力度适中，直至皮肤发红，皮下出现紫色痧斑、痧痕形成为止。	用角刮法刮拭申脉穴50次，力度适中，直至皮肤发红，皮下出现紫色痧斑、痧痕形成为止。

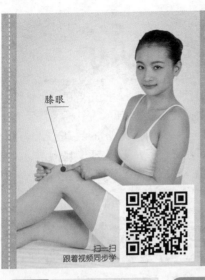

膝眼

扫一扫
跟着视频同步学

静脉曲张

○静脉曲张是一种常见疾病，尤其多见于从事持久体力劳动或站立工作的人员。主要表现为下肢表浅静脉像蚯蚓一样曲张，明显凸出皮肤，曲张呈团状或结节状。严重者常伴有浅静脉炎等并发症。本病主要由于血瘀、血管弹性不佳及静脉瓣关闭不全或无力等所致。

穴位 特效穴位包括膝眼、阳陵泉、委中。再加上曲泉(见107页)效果会更佳。

骨伤科疾病

1 首先刮这里 ▼ 膝眼

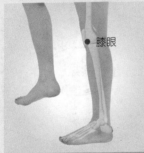

膝眼

屈膝时位于髌韧带两侧凹陷处，在内侧的称内膝眼，在外侧的称外膝眼。

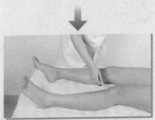

手握刮痧板，以厚边角部为着力点施以旋转回环的连续动作，刮拭膝眼穴1～3分钟。

2 其次刮这里 ▼ 阳陵泉

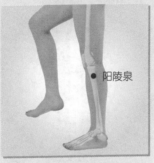

阳陵泉

位于小腿外侧，当腓骨头前下方凹陷处。

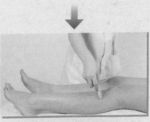

让刮痧板与皮肤成45°的倾斜角，用刮痧板角部刮拭阳陵泉穴50次，用力平稳，逐渐加重。

3 最后刮这里 ▼ 委中

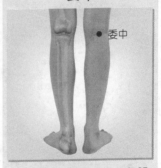

委中

位于腘横纹中点，当股二头肌腱与半腱肌肌腱的中间。

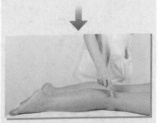

用角刮法刮拭委中穴1～3分钟，力度由轻到重，至潮红出痧为度。

骨伤科疾病

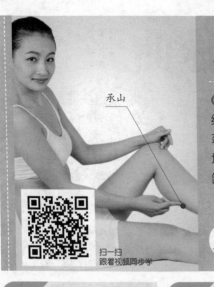

承山

扫一扫
跟着视频同步学

小腿抽筋

〇腿抽筋又称肌肉痉挛，是肌肉自发性的强直性收缩现象。小腿肌肉痉挛最为常见，是由于腓肠肌痉挛所引起，发作时会有酸胀或剧烈的疼痛。外界环境的寒冷刺激、出汗过多、疲劳过度、睡眠不足、缺钙、睡眠姿势不好都会引起小腿肌肉痉挛。

穴位 特效穴位包括承山、委中、阿是穴。再加上承筋(见148页)效果会更佳。

1 首先刮这里 ▼ 承山

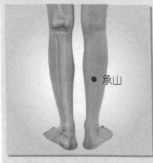

承山

位于小腿后面正中，委中与昆仑之间，当伸直小腿或足跟上提时腓肠肌肌腹下出现的尖角凹陷处。

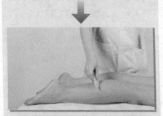

用面刮法刮拭患者小腿后面正中的承山穴30次，力度适中，以皮肤潮红发热为宜。

2 其次刮这里 ▼ 委中

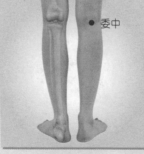

委中

位于腘横纹中点，当股二头肌腱与半腱肌肌腱的中间。

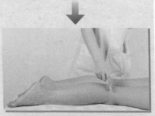

用刮痧板角部刮委中穴50次，力度适中，以潮红出痧为度。

3 最后刮这里 ▼ 阿是穴

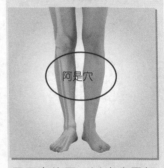

阿是穴

无固定位置，以病痛局部或与病痛有关的压痛点为腧穴。

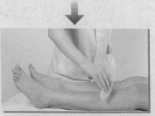

用刮痧板侧边刮病灶区50次，力度适中，以潮红出痧为度。

骨伤科疾病

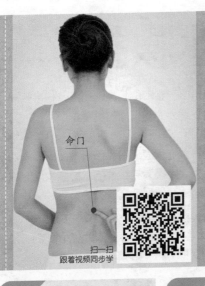

命门

扫一扫
跟着视频同步学

腰酸背痛

○腰酸背痛是指脊柱骨和关节及其周围软组织等病损的一种症状，常用以形容劳累过度。日间劳累症状加重，休息后可减轻，日积月累，可使肌纤维变性，甚而少量撕裂，形成疤痕或纤维索条或粘连，遗留长期慢性腰背痛。中医认为本病因感受寒湿、湿热、气滞血瘀、肾亏体虚或跌仆外伤所致。

穴位 特效穴位包括命门、腰阳关、肾俞。再加上大肠俞(见078页)效果会更佳。

1 首先刮这里 ▼ **命门**	2 其次刮这里 ▼ **腰阳关**	3 最后刮这里 ▼ **肾俞**
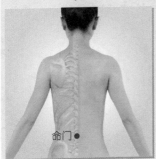 命门●	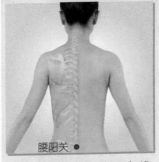 腰阳关●	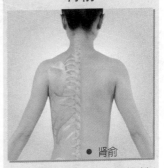 ●肾俞
位于腰部，当后正中线上，第二腰椎棘突下凹陷中。	位于腰部，当后正中线上，第四腰椎棘突下凹陷中。	位于腰部，当第二腰椎棘突下，旁开1.5寸。
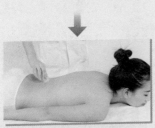	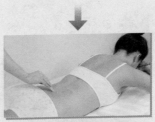	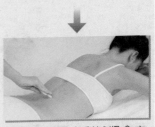
用刮痧板角部刮拭腰部命门穴50次，由上至下，力度轻柔，可不出痧。	用刮痧板角部刮拭腰阳关穴1~3分钟，由上至下，力度微重，以出痧为度。	用刮痧板厚边刮拭肾俞穴1~3分钟，由上至下，力度微重，以出痧为度。

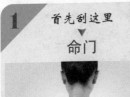

骨伤科疾病

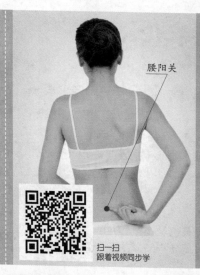

腰阳关

扫一扫
跟着视频同步学

急性腰扭伤

○急性腰扭伤是由于腰部的肌肉、筋膜、韧带等部分软组织突然受到外力的作用过度牵拉所引起的急性损伤，主要原因有肢体姿势不正确、动作不协调、用力过猛等。临床表现有：伤后立即出现剧烈疼痛，腰部无力，疼痛为持续性的，严重者可造成关节突骨折和隐性脊椎裂等疾病。

穴位 特效穴位包括肾俞、大肠俞、腰阳关。再加上委中(见163页)、承山(见164页)、后溪(见159页)效果会更佳。

---

1 首先刮这里
▼
肾俞

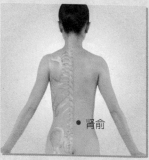

肾俞

位于腰部，当第二腰椎棘突下，旁开1.5寸。

↓

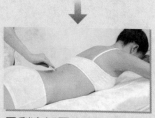

用刮痧板厚边刮拭患者肾俞穴1～3分钟，力度适中，以出痧为度。

---

2 其次刮这里
▼
大肠俞

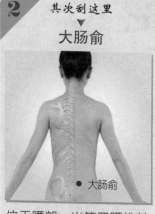

● 大肠俞

位于腰部，当第四腰椎棘突下，旁开1.5寸。

↓

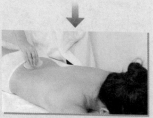

用刮痧板厚边刮拭患者大肠俞穴1～3分钟，力度适中，以出痧为度。

---

3 最后刮这里
▼
腰阳关

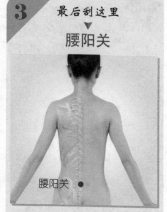

腰阳关 ●

位于腰部，当后正中线上，第四腰椎棘突下凹陷中。

↓

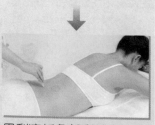

用刮痧板角部刮拭患者腰阳关穴50次，力度轻，以出痧为度。

腰椎间盘突出

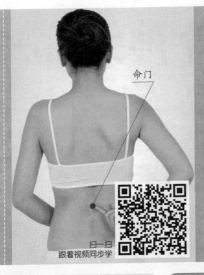

命门

扫一扫
跟着视频同步学

○腰椎间盘突出症主要是因为腰椎间盘各部分，尤其是髓核，有不同程度的退行性改变后，在外力因素的作用下，椎间盘的纤维环破裂，髓核组织从破裂之处突出（或脱出）于后方或椎管内，导致相邻脊神经根遭受刺激或压迫，从而产生腰部疼痛，一侧下肢或双下肢麻木、疼痛等一系列临床症状。

穴位 特效穴位包括命门、肾俞、关元俞。再加上大肠俞(见078页)、委中(见163页)效果会更佳。

骨伤科疾病

---

1 首先刮这里
▼
命门

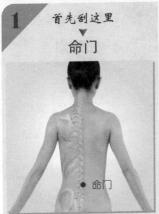

命门

位于腰部，当后正中线上，第二腰椎棘突下凹陷中。

↓

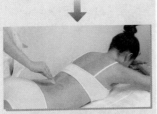

先用刮痧板角部刮拭命门穴50次，力度轻柔，可不出痧。

---

2 其次刮这里
▼
肾俞

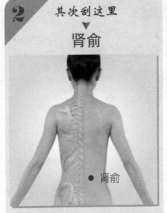

肾俞

位于腰部，当第二腰椎棘突下，旁开1.5寸。

↓

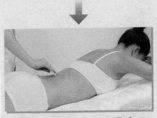

用刮痧板厚边刮拭肾俞穴50次，力度微重，以穴位处出痧为度。

---

3 最后刮这里
▼
关元俞

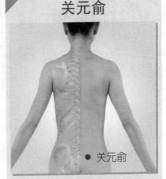

关元俞

位于腰部，当第五腰椎棘突下，旁开1.5寸。

↓

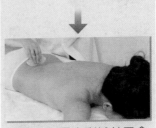

用刮痧板厚边刮拭关元俞穴50次，力度微重，以出痧为度。

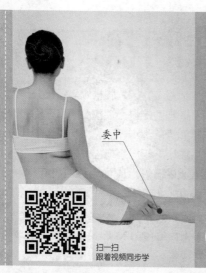

委中

扫一扫
跟着视频同步学

坐骨神经痛

○坐骨神经痛指坐骨神经病变，沿坐骨神经通路（即腰、臀部、大腿后、小腿后外侧和足外侧）发生的疼痛症状群，呈烧灼样或刀刺样疼痛，夜间痛感加重。典型表现为一侧腰部、臀部疼痛，并向大腿后侧、小腿后外侧延展。咳嗽、活动下肢、弯腰、排便时疼痛加重。

穴位 特效穴位包括殷门、委中、阳陵泉。再加上丘墟（见082页）、昆仑（见162页）效果会更佳。

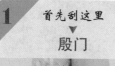

1 首先刮这里 ▼ 殷门	2 其次刮这里 ▼ 委中	3 最后刮这里 ▼ 阳陵泉

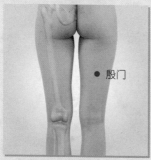

● 殷门

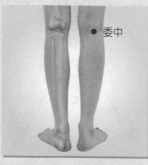

委中

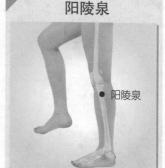

● 阳陵泉

位于大腿后面，承扶与委中的连线上，承扶下6寸。

位于腘横纹中点，当股二头肌腱与半腱肌肌腱的中间。

位于小腿外侧，当腓骨头前下方凹陷处。

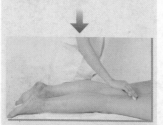

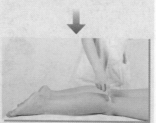

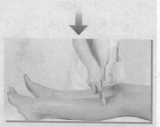

手握刮痧板，用刮痧板厚边刮殷门穴50次，力度适中，以潮红出痧为度。

手握刮痧板，用刮痧板角部刮委中穴50次，力度适中，以潮红出痧为度。

用刮痧板角部刮拭阳陵泉穴50次，以出痧为度。

腰肌劳损

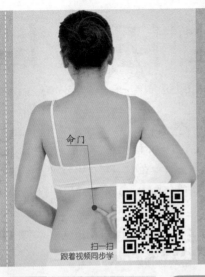

命门

扫一扫
跟着视频同步学

○腰肌劳损是腰痛的常见病因之一，主要症状是腰或腰骶部胀痛、酸痛，反复发作，疼痛可随气候变化或劳累程度而变化，如日间劳累加重，休息后可减轻时轻时重。中医认为腰肌劳损主要是肾气虚弱所致，而用刮痧方法可以帮助患者改善病症，补肾强腰。

穴位 特效穴位包括命门、腰阳关、承扶。再加上殷门(见168页)、委中(见163页)、承山(见164页)效果会更佳。

骨伤科疾病

1 首先刮这里 ▼ 命门

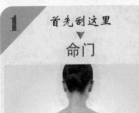

命门

位于腰部，当后正中线上，第二腰椎棘突下凹陷中。

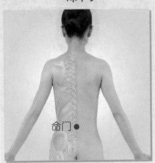

先用刮痧板角部刮拭命门穴50次，力度轻柔，可不出痧。

2 其次刮这里 ▼ 腰阳关

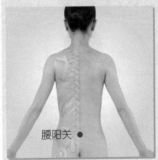

腰阳关

位于腰部，当后正中线上，第四腰椎棘突下凹陷中。

用刮痧板角部刮拭腰阳关穴50次，力度轻柔，以出痧为度。

3 最后刮这里 ▼ 承扶

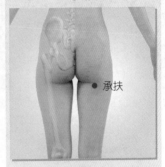

承扶

位于大腿后面，臀下横纹的中点。

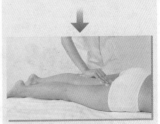

用刮痧板厚边刮拭承扶穴50次，刮至皮下紫色痧斑、痧痕形成为止，力度应该由轻至重。

骨伤科疾病

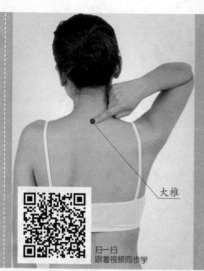

大椎

扫一扫
跟着视频同步学

腰椎骨质增生

○腰椎骨质增生的主要病因与关节软骨的退行性病变有关，是因为中年以后，随着年龄的增加，机体各组织细胞的生理功能也逐渐衰退老化，退化的椎间盘逐渐失去水分，椎间隙变窄，纤维环松弛向周边膨出，椎体不稳，纤维环在椎体边缘外发生撕裂，导致髓核突出所致。

穴位 特效穴位包括大椎、大杼、神堂。再加上青盲(见068页)、承山(见164页)、照海(见162页)效果会更佳。

---

1 首先刮这里
▼
大椎

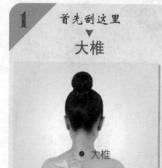

● 大椎

位于后正中线上，第七颈椎棘突下凹陷中。

↓

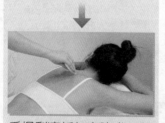

手握刮痧板与皮肤成45°角，用刮痧板角部刮拭大椎穴50次，手法连贯，以出痧为度。

---

2 其次刮这里
▼
大杼

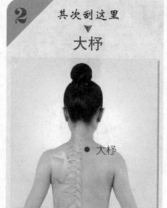

● 大杼

位于背部，当第一胸椎棘突下，旁开1.5寸。

↓

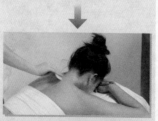

手握刮痧板与皮肤成45°角，用刮痧板厚边刮拭大杼穴50次，手法连贯，以出痧为度。

---

3 最后刮这里
▼
神堂

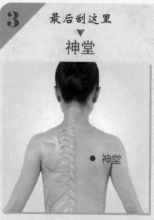

● 神堂

位于背部，当第五胸椎棘突下，旁开3寸。

↓

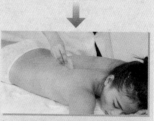

以刮痧板侧边为着力点，由内往外刮拭神堂穴10～15遍，连贯刮拭，以出现痧痕为度。

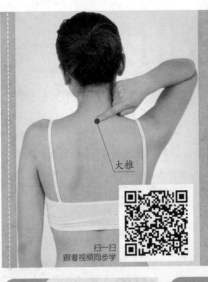

大椎

扫一扫
跟着视频同步学

强直性脊柱炎

○强直性脊柱炎是一种慢性炎性疾病，主要侵犯骶髂关节、脊柱骨突、脊柱旁软组织及外周关节，可伴发关节外表现。患者早期无明显不适症状，病情进展期会出现腰、背、颈、臀、髋部疼痛以及关节肿痛，夜间痛或晨僵明显，活动后缓解，严重者可发生脊柱畸形和关节强直。

穴位　特效穴位包括大椎、夹脊、委中。再加上承山(见164页)效果会更佳。

骨伤科疾病

1　首先刮这里　▼　大椎

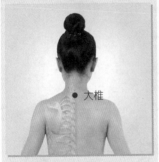

大椎

位于后正中线上，第七颈椎棘突下凹陷中。

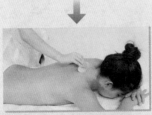

手握刮痧板与皮肤成45°角，用刮痧板厚边刮拭大椎穴50次，手法连贯，以出痧为度。

2　其次刮这里　▼　夹脊

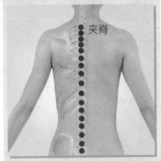

夹脊

位于背腰部第一胸椎至第五腰椎棘突下两侧，后正中线旁开0.5寸，一侧17穴。

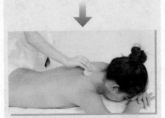

用刮痧板厚边刮拭夹脊穴30遍，自上而下，力度适中，以穴位处皮肤潮红出痧为度。

3　最后刮这里　▼　委中

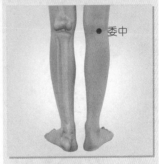

委中

位于腘横纹中点，当股二头肌腱与半腱肌肌腱的中间。

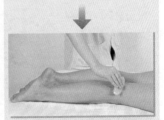

手握刮痧板，用刮痧板侧边刮拭委中穴50次，力度适中，以潮红出痧为度。

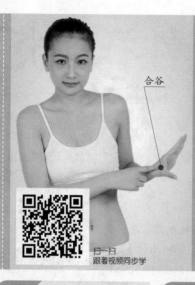

合谷

网球肘

○网球肘又称肱骨外上髁炎，是指手肘外侧肌腱疼痛发炎，多见于泥瓦工、钳工、木工、网球运动员等从事单纯臂力收缩运动工作的人群。本病发病慢，其主要临床表现有肘关节外侧部疼痛、手臂无力、酸胀不适，如握物、拧毛巾、端水瓶等时疼痛会加重，休息时无明显症状。

扫一扫
跟着视频同步学

穴位 特效穴位包括合谷、曲池、小海。再加上手三里(见184页)效果会更佳。

---

1 首先刮这里 ▼ **合谷**

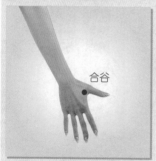

合谷

位于手背，第一、第二掌骨间，当第二掌骨桡侧的中点处。

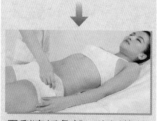

用刮痧板角部，施以旋转回环的连续刮拭动作，刮拭合谷穴50次，至皮下紫色痧斑、痧痕形成为止。

---

2 其次刮这里 ▼ **曲池**

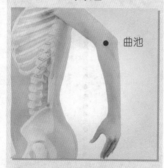

曲池

位于肘横纹外侧端，屈肘，当尺泽与肱骨外上髁连线中点。

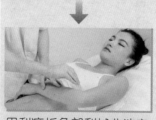

用刮痧板角部刮拭曲池穴50次，由上至下，力度适中，以出痧为度。

---

3 最后刮这里 ▼ **小海**

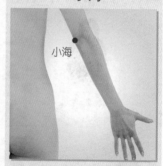

小海

位于肘内侧，当尺骨鹰嘴与肱骨内上髁之间的凹陷处。

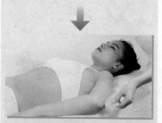

用刮痧板厚边刮拭小海穴50次，由上至下，力度适中，以出痧为度。

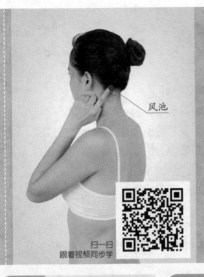

风池

麦粒肿

○麦粒肿俗称针眼，分为两型：外麦粒肿和内麦粒肿。外麦粒肿：睫毛毛囊部的皮脂腺的急性化脓性炎症。发病初期，眼睑局部有红肿，有硬结，有明显的胀疼、压痛，数日后硬结逐渐软化，在睫毛根部形成黄色的脓疱。内麦粒肿：毛囊附近的睑板腺的急性化脓性炎症。发病初期，眼睑红肿，疼痛感较重。

穴位 特效穴位包括风池、曲池、天井。再加上合谷（见040页）、少泽（见103页）效果会更佳。

扫一扫
跟着视频同步学

五官科疾病

---

1 首先刮这里 ▼

风池

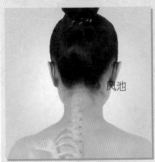

风池

位于项部，当枕骨之下，与风府相平，胸锁乳突肌与斜方肌上端之间的凹陷处。

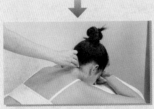

用刮痧板角部重刮患者后颈部风池穴50次，直至皮下出现紫色痧斑、痧痕形成为止。

---

2 其次刮这里 ▼

曲池

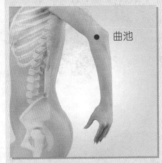

曲池

位于肘横纹外侧端，屈肘，当尺泽与肱骨外上髁连线中点。

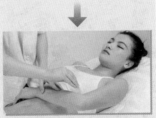

用刮痧板角部刮拭患者上肢外侧的曲池穴50次，力度适中，以皮肤潮红、出痧为度。

---

3 最后刮这里 ▼

天井

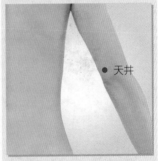

天井

位于臂外侧，屈肘时，当肘尖直上1寸凹陷处。

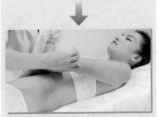

用刮痧板角部刮拭患者上肢外侧的天井穴30次，力度适中，以皮肤潮红发热为度。

五官科疾病

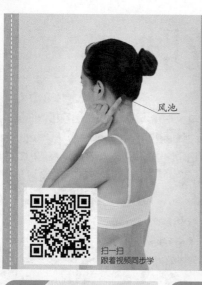

风池

扫一扫
跟着视频同步学

鼻炎(鼻窦炎)

○鼻炎是五官科最常见的疾病之一，一般可分为急性鼻炎及过敏性鼻炎等。急性鼻炎俗称"伤风"、"感冒"，多为急性呼吸道感染的一个并发症，以鼻塞、流涕、打喷嚏为主要症状。过敏性鼻炎又名变态反应性鼻炎，是以鼻黏膜潮湿水肿、黏液腺增生、上皮下嗜酸细胞浸润为主的一种异常反应。

穴位 特效穴位包括风府、风池、夹脊。再加上迎香(见035页)效果会更佳。

---

1 首先刮这里 ▼ 风府

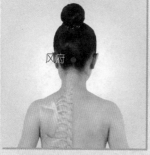

风府

位于颈部，当后发际正中直上1寸。

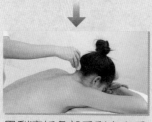

用刮痧板角部重刮患者后颈部风府穴50次，直至皮下出现紫色痧斑、痧痕形成为止。

2 其次刮这里 ▼ 风池

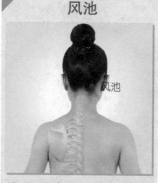

风池

位于项部，当枕骨之下，与风府相平，胸锁乳突肌与斜方肌上端之间的凹陷处。

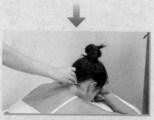

用刮痧板角部重刮患者后颈部风池穴50次，直至皮下出现紫色痧斑、痧痕形成为止。

3 最后刮这里 ▼ 夹脊

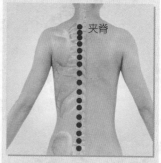

夹脊

位于背腰部，当第一胸椎至第五腰椎棘突下两侧，后正中线旁开0.5寸，一侧17穴。

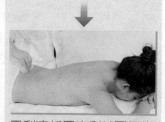

用刮痧板厚边刮拭两侧的夹脊穴10~15遍，从上往下刮拭至出痧为止。

鼻出血

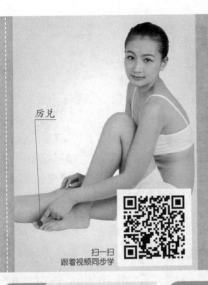

厉兑

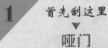

扫一扫
跟着视频同步学

○鼻出血是常见的临床症状之一。鼻腔黏膜中的微细血管分布很密，很敏感且脆弱，容易破裂而致出血。引起偶尔流鼻血的原因有上火、脾气暴躁、心情焦虑，或鼻子被异物撞击，人为殴打等原因。鼻出血也可由鼻腔本身疾病引起，也可能是全身性疾病所诱发。

穴位 特效穴位包括哑门、二间、厉兑。再加上迎香(见035页)效果会更佳。

五官科疾病

1 首先刮这里 ▼ 哑门

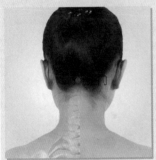

位于项部，当后发际正中直上0.5寸，第一颈椎下。

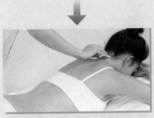

用刮痧板角部刮拭哑门穴30次。让刮板面与皮肤成45°角，力度轻柔，以皮肤潮红为度。

2 其次刮这里 ▼ 二间

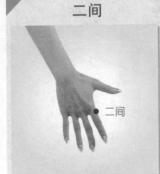

二间

微握拳，位于手食指本节（第二掌指关节）前，桡侧凹陷处。

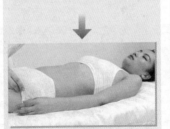

用刮痧板角部刮拭二间穴5分钟，力度适中，可不出痧。

3 最后刮这里 ▼ 厉兑

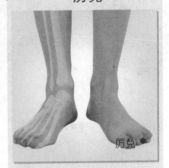

厉兑

位于足第二趾末节外侧，距趾甲角0.1寸（指寸）。

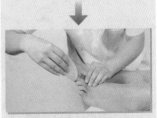

然后用刮痧板角部刮拭厉兑穴50次，力度适中，以出痧为度。

五官科疾病

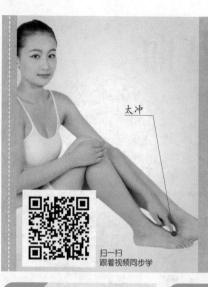

太冲

扫一扫
跟着视频同步学

白内障

○白内障是指晶状体由于年老等因素引起混浊的眼疾。临床初患病者自觉视力模糊，眼前有黑影随眼球转动，眼部无肿痛。中医认为，此病多因年老体衰、肝肾两亏、精血不足或脾虚失运，精气不能上荣于目所致。对于早期老年性白内障，通过理疗保健可以大大延缓其病情发展过程，提高视力。

穴位 特效穴位包括合谷、光明、太冲。再加上三阴交(见039页)效果会更佳。

---

1 首先刮这里 ▼ **合谷**

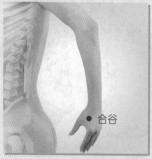

合谷

位于手背，第一、第二掌骨间，当第二掌骨桡侧的中点处。

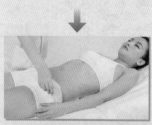

用刮痧板角部刮拭合谷穴，力度适中，以皮肤潮红为度，刮拭30次。

---

2 其次刮这里 ▼ **光明**

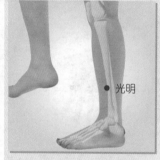

光明

位于小腿外侧，当外踝尖上5寸，腓骨前缘。

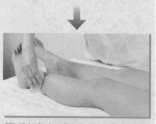

用刮痧板侧边从膝部刮拭至光明穴，力度适中，以皮肤潮红为度，刮拭2分钟。

---

3 最后刮这里 ▼ **太冲**

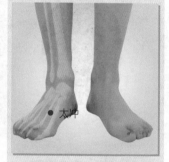

太冲

位于足背侧，当第一跖骨间隙的后方凹陷处。

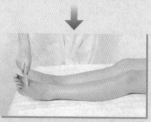

用刮痧板角部刮拭太冲穴，力度适中，操作30次，以皮肤发热为度。

耳鸣耳聋

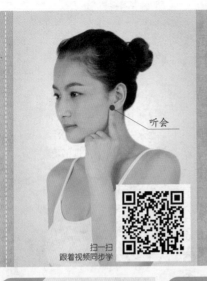

听会

扫一扫
跟着视频同步学

○耳鸣耳聋在临床上常同时并见，而且治疗方法大致相同，故合并论述。耳鸣是以耳内鸣响为主证。耳聋是以听力减退或听觉丧失为主证。中医认为，本病多因暴怒、惊恐、肝胆风火上逆，以致少阳之气闭阻不通所致。

穴位

特效穴位包括听宫、听会、肾俞。
再加上翳风(见090页)、少泽(见103页)、足三里(见094页)、太冲(见041页)、命门(见107页)效果会更佳。

五官科疾病

1 首先刮这里
▼ 听宫

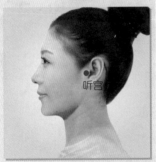

听宫

位于面部耳屏前，下颌骨髁状突的后方，张口时呈凹陷处。

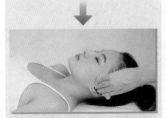

用刮痧板角部刮拭听宫穴50次，力度轻柔，以潮红发热为度。

2 其次刮这里
▼ 听会

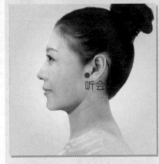

听会

位于面部，当屏间切迹的前方，下颌骨髁突的后缘，张口有凹陷处。

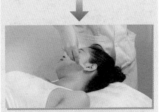

用刮痧板角部刮拭听会穴50次，力度轻柔，以潮红发热为度。

3 最后刮这里
▼ 肾俞

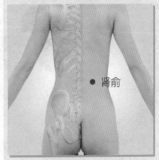

肾俞

位于腰部，当第二腰椎棘突下，旁开1.5寸。

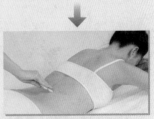

用刮痧板厚边刮拭肾俞穴50遍，力度适中，以出痧为度。

五官科疾病

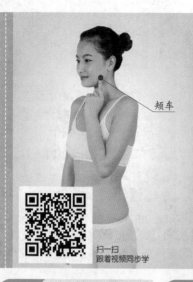

颊车

扫一扫
跟着视频同步学

牙痛

○牙痛是一种常见的口腔科疾病，是由牙齿本身、牙周组织及颌骨的疾病等所引起。临床主要表现为牙齿疼痛、牙龈肿胀、龈肉萎缩、牙齿松动、牙龈出血等。遇冷、热、酸、甜等刺激，则疼痛加重。中医认为牙痛是由于外感风邪、胃火炽盛、肾虚火旺、虫蚀牙齿等原因所致。

穴位 特效穴位包括下关、颊车、合谷。再加上行间(见091页)、太溪(见111页)效果会更佳。

1 首先刮这里 ▼ **下关**

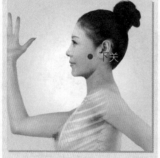

下关

位于面部耳前方，当颧弓与下颌切迹所形成的凹陷中。

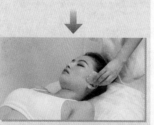

用刮痧板角部由上向下轻柔刮拭下关穴3分钟，一天一次，以发热为度。

2 其次刮这里 ▼ **颊车**

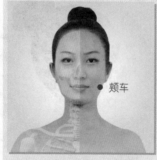

颊车

位于面颊部，下颌角前上方约一横指，当咀嚼时咬肌隆起，按之凹陷处。

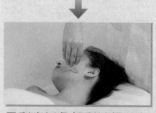

用刮痧板角部刮拭颊车穴3分钟，以穴位处皮肤发热为度。

3 最后刮这里 ▼ **合谷**

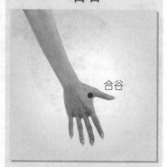

合谷

位于手背，第一、第二掌骨间，当第二掌骨桡侧的中点处。

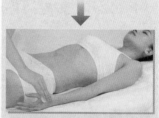

用刮痧板侧边刮拭合谷穴50次，至皮下紫色痧斑、痧痕形成为止。

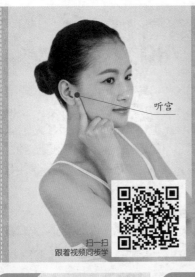

听宫

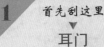
扫一扫
跟着视频同步学

中耳炎

○中耳炎可分为非化脓性及化脓性两大类。化脓性中耳炎以耳内流脓为主要表现，同时还伴有耳内疼痛、胸闷等症状。化脓性者有急性和慢性之分。非化脓性者包括分泌性中耳炎、气压损伤性中耳炎等。特异性炎症太少见，如结核性中耳炎等。中医认为，此病属于"脓耳"、"聤耳"。

穴位 特效穴位包括耳门、听宫、听会。再加上合谷(见040页)效果会更佳。

五官科疾病

1 首先刮这里 ▼ 耳门	2 其次刮这里 ▼ 听宫	3 最后刮这里 ▼ 听会

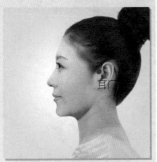 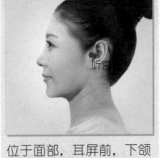 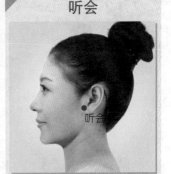

位于面部，当耳屏上切迹的前方，下颌骨髁状突后缘，张口有凹陷处。	位于面部，耳屏前，下颌骨髁状突的后方，张口时呈凹陷处。	位于面部，当屏间切迹的前方，下颌骨髁突的后缘，张口有凹陷处。

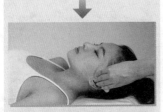 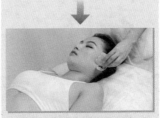 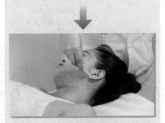

用刮痧板角部刮拭耳门穴50次，力度轻柔，以潮红发热为度。	用刮痧板角部刮拭听宫穴50次，力度轻柔，以潮红发热为度。	用刮痧板角部刮拭听会穴50次，力度轻柔，以潮红发热为度。

五官科疾病

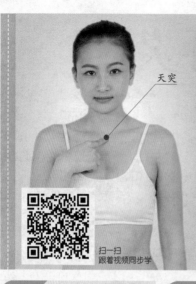
天突

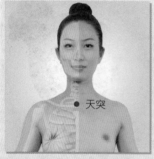
扫一扫
跟着视频同步学

急性扁桃体炎

○扁桃体位于扁桃体隐窝内，是人体呼吸道的第一道免疫器官。但它的免疫能力只能达到一定的效果，当吸入的病原微生物数量较多或吸入毒力较强的病原菌时，就会引起相应的症状，如出现红肿、疼痛、化脓，高热畏寒，伴有头痛、咽痛、发热等症状。

穴位 特效穴位包括天突、孔最、曲池。再加上大陵(见147页)、太渊(见067页)效果会更佳。

1 首先刮这里 ▼ 天突

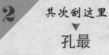
天突

位于颈部，当前正中线上，胸骨上窝中央。

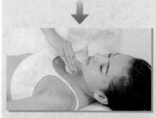

手持刮痧板，用刮痧板角部刮拭天突穴1～2分钟，力度适中，以皮肤潮红出痧为度。

2 其次刮这里 ▼ 孔最

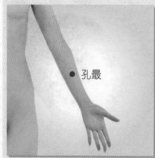
孔最

位于前臂掌面桡侧，尺泽穴与太渊穴连线上，腕横纹上7寸处。

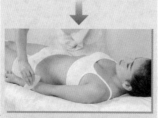

用刮痧板厚边刮拭孔最穴50次，力度适中，以出痧为度。

3 最后刮这里 ▼ 曲池

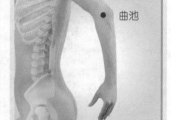
曲池

位于肘横纹外侧端，屈肘，当尺泽与肱骨外上髁连线中点。

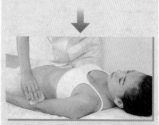

用刮痧板厚边刮拭曲池穴50次，力度适中，以出痧为度。

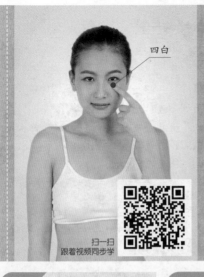

黑眼圈、眼袋

五官科疾病

○黑眼圈是由于经常熬夜，睡眠不足，情绪激动，眼部过度疲劳，静脉血管血流速度过于缓慢，导致二氧化碳及代谢废物积累过多，造成眼部色素沉着所致。眼袋，是指下眼睑浮肿。眼袋的形成有诸多因素，长期睡眠不佳，睡前饮水过多等因素均可引起，而且随着年龄的增长愈加明显。

扫一扫
跟着视频同步学

穴位 特效穴位包括攒竹、四白、肾俞。

1 首先刮这里 ▼ 攒竹	2 其次刮这里 ▼ 四白	3 最后刮这里 ▼ 肾俞
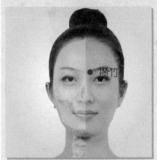	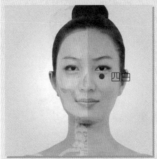	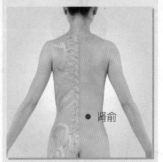
位于面部，当眉头陷中，眶上切迹处。	位于面部，瞳孔直下，当眶下孔凹陷处。	位于腰部，当第二腰椎棘突下，旁开1.5寸。
↓	↓	↓
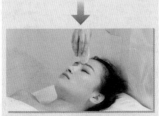	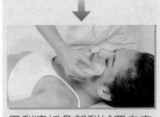	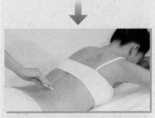
用刮痧板角部沿着眉毛方向刮拭，在攒竹穴处重点刮拭，操作20～30次。	用刮痧板角部刮拭四白穴50次，力度适中，以潮红发热为度。	用刮痧板厚边刮拭肾俞穴50遍，力度适中，以出痧为度。

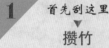
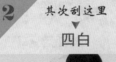

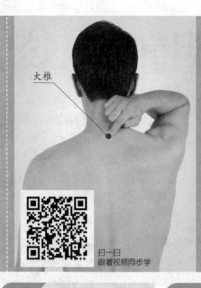

大椎

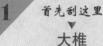

扫一扫
跟着视频同步学

酒渣鼻

○酒渣鼻（酒糟鼻），主要指发生于面部中央的红斑和毛细血管扩张的慢性炎症性皮肤病。常见于30～50岁中年人。主要是毛囊虫及局部反复感染、嗜酒、吸烟、饮用刺激性饮食、消化道功能紊乱、内分泌功能失调、精神因素等造成。

穴位 特效穴位包括大椎、大杼、膈俞。再加上印堂（见042页）、迎香（见070页）、承浆（见142页）、曲池（见095页）、支沟（见123页）、合谷（见040页）效果会更佳。

---

1 首先刮这里 ▼ 大椎

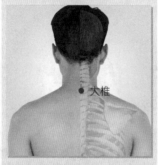

大椎

位于后正中线上，第七颈椎棘突下凹陷中。

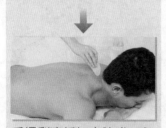

手握刮痧板与皮肤成45°角，用刮痧板厚边刮拭大椎穴50次，手法连贯，以出痧为度。

2 其次刮这里 ▼ 大杼

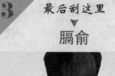

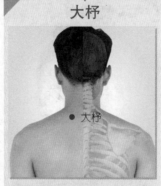

大杼

位于背部，当第一胸椎棘突下，旁开1.5寸。

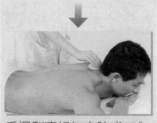

手握刮痧板与皮肤成45°角，用刮痧板厚边刮拭大杼穴50次，手法连贯，以出痧为度。

3 最后刮这里 ▼ 膈俞

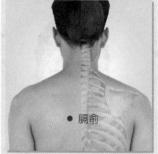

膈俞

位于背部，当第七胸椎棘突下，旁开1.5寸。

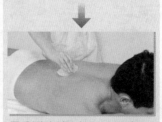

用刮痧板侧边刮拭膈俞穴50次，力度适中，手法连贯，以出痧为度。

痤疮

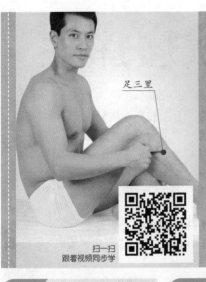

足三里

○痤疮是美容皮肤科最常见的病症，又叫青春痘、粉刺、毛囊炎，多发于面部。痤疮的发生原因较复杂，与多种因素有关，如饮食结构不合理、精神紧张、内脏功能紊乱、生活或工作环境不佳、某些微量元素缺乏、遗传因素、大便秘结等。但主要诱因是青春期发育成熟，体内雄性激素水平升高。

穴位 特效穴位包括脾俞、合谷、足三里。再加上丰隆(见036页)、三阴交(见039页)效果会更佳。

扫一扫
跟着视频同步学

皮肤科疾病

---

1 首先刮这里 ▼

脾俞

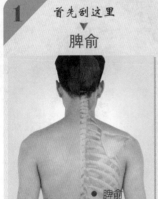

脾俞

位于背部，当第十一胸椎棘突下，旁开1.5寸。

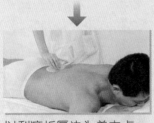

以刮痧板厚边为着力点，刮拭脾俞穴30次，手法宜轻，以出痧为度。

---

2 其次刮这里 ▼

合谷

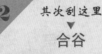

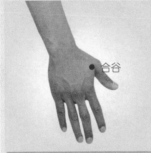

合谷

位于手背，第一、第二掌骨间，当第二掌骨桡侧的中点处。

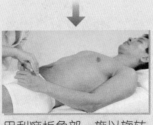

用刮痧板角部，施以旋转回环的连续刮拭动作，刮拭合谷穴50次，至皮下紫色痧斑、痧痕形成为止。

---

3 最后刮这里 ▼

足三里

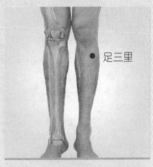

足三里

位于小腿前外侧，当犊鼻下3寸，距胫骨前缘一横指（中指）。

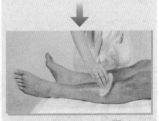

用面刮法刮拭足三里穴50次，以出痧为度。

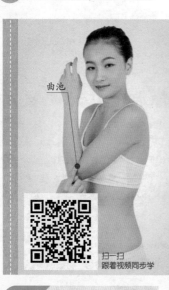

曲池

扫一扫
跟着视频同步学

皮肤瘙痒症

○皮肤瘙痒症是一种皮肤病，临床上可分为全身性和局限性瘙痒症。全身性瘙痒症多与一些慢性内脏疾病有关，局部不良刺激常是诱发和加重本病的外因，也与局限瘙痒症关系密切。

穴位 特效穴位包括曲池、手三里、漏谷。再加上合谷(见040页)效果会更佳。

---

1 首先刮这里 ▼ 曲池

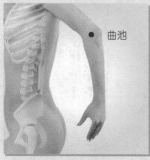

曲池

位于肘横纹外侧端，屈肘，当尺泽与肱骨外上髁连线中点。

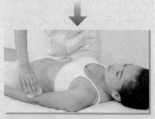

用刮痧板厚边刮拭曲池穴50次，力度适中，以出痧为度。

2 其次刮这里 ▼ 手三里

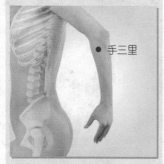

手三里

位于前臂背面桡侧，当阳溪与曲池连线上，肘横纹下2寸。

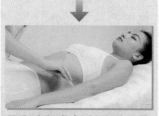

用刮痧板角部刮拭手三里穴1~3分钟，力度适中，以潮红出痧为度。

3 最后刮这里 ▼ 漏谷

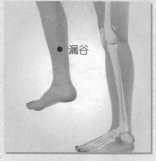

漏谷

位于小腿内侧，内踝尖上6寸，当胫骨内侧面后缘。

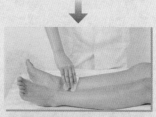

用刮痧板厚边刮拭漏谷穴50次，力度适中，出痧即可。

皮肤科疾病

玫瑰糠疹

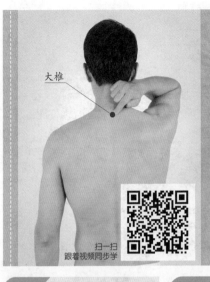

大椎

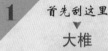

扫一扫
跟着视频同步学

○玫瑰糠疹是一种常见的自限性炎症性皮肤病。发病可能与病毒感染有关。表现为椭圆形玫瑰红色斑疹，覆有糠状鳞屑，常见于四肢和躯干。本病多见于青少年，一般4～8周可自行痊愈，很少复发，但少数患者病情迁延难愈。

穴位 | 特效穴位包括大椎、风门、肺俞。再加上身柱(见064页)效果会更佳。

1 首先刮这里 ▼ 大椎

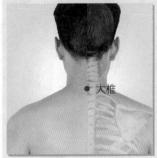

● 大椎

位于后正中线上，第七颈椎棘突下凹陷中。

手握刮痧板与皮肤成45°角，用刮痧板角部刮拭大椎穴50次，手法连贯，以出痧为度。

2 其次刮这里 ▼ 风门

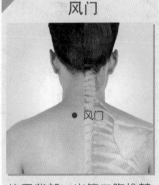

● 风门

位于背部，当第二胸椎棘突下，旁开1.5寸。

手握刮痧板与皮肤成45°角，用刮痧板厚边刮拭风门穴50次，手法连贯，以出痧为度。

3 最后刮这里 ▼ 肺俞

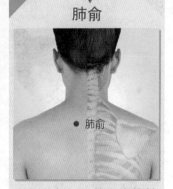

● 肺俞

位于背部，当第三胸椎棘突下，旁开1.5寸。

用刮痧板厚边刮拭肺俞穴50次，以出痧为度。

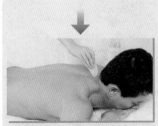
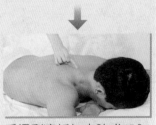
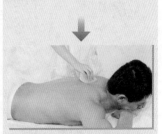

皮肤科疾病

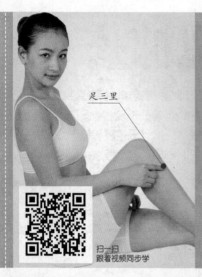

足三里

扫一扫
跟着视频同步学

湿疹

○湿疹是由内外因素引起的瘙痒剧烈的一种皮肤病。主要因素复杂，有内因也有外因。内因如慢性消化系统疾病、精神紧张、失眠、过度疲劳、情绪变化、内分泌失调、感染、新陈代谢障碍等；外因如生活环境、气候变化、食物等均可影响湿疹的发生。

穴位 特效穴位包括神门、足三里、三阴交。再加上合谷（见040页）效果会更佳。

1 首先刮这里 ▼ 神门	**2** 其次刮这里 ▼ 足三里	**3** 最后刮这里 ▼ 三阴交

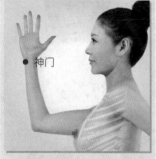
神门

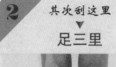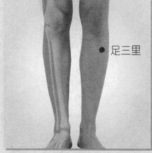
足三里

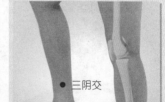
三阴交

位于腕横纹尺侧端，尺侧腕屈肌腱的桡侧凹陷处。

位于小腿前外侧，当犊鼻下3寸，距胫骨前缘一横指（中指）。

位于小腿内侧，当足内踝尖上3寸，胫骨内侧缘后方。

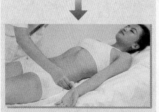

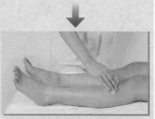

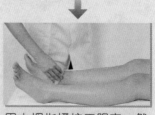

用刮痧板的角部刮拭神门穴1~3分钟，力度适中，以潮红出痧为度。

以刮痧板厚边为着力点，刮拭足三里穴50次，以出痧为度。

用大拇指揉按三阴交，然后再用刮痧板厚边刮拭三阴交50次，刮到不再出现新痧为止。

荨麻疹

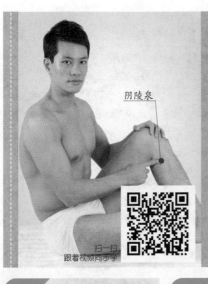

阴陵泉

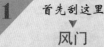
扫一扫
跟着视频同步学

○荨麻疹俗称风疹块，中医称"瘾疹"，是一种常见的变态反应性疾病。本病多属突然发病，常因饮食、药物、肠道寄生虫、化学因素、精神因素及全身性疾患等引起发病。轻者以瘙痒为主，疹块散发出现。重者疹块大片融合，遍及全身，或伴有恶心、呕吐、发热、腹痛、腹泻，或其他全身症状。

穴位 特效穴位包括风门、厥阴俞、阴陵泉。再加上地机(见100页)效果会更佳。

皮肤科疾病

---

1 首先刮这里
▼
风门

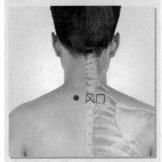

风门

位于背部，当第二胸椎棘突下，旁开1.5寸。

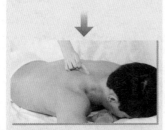

手握刮痧板与皮肤成45°角，用刮痧板厚边刮拭风门穴50次，手法连贯，以出痧为度。

---

2 其次刮这里
▼
厥阴俞

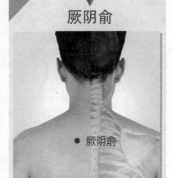

厥阴俞

位于背部，当第四胸椎棘突下，旁开1.5寸。

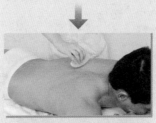

手握刮痧板与皮肤成45°角，用刮痧板厚边刮拭厥阴俞穴50次，手法连贯，以出痧为度。

---

3 最后刮这里
▼
阴陵泉

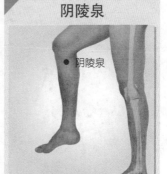

阴陵泉

位于小腿内侧，当胫骨内侧髁后下方凹陷处。

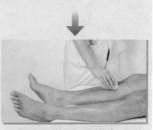

用大拇指揉按阴陵泉穴，然后再用刮痧板厚边刮拭阴陵泉穴50次，刮到不再出现新痧为止。

皮肤科疾病

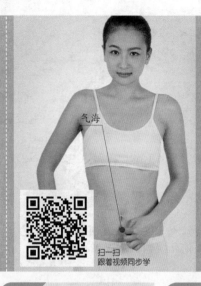

气海

扫一扫
跟着视频同步学

黄褐斑

○黄褐斑，又称"蝴蝶斑"、"肝斑"，是有黄褐色色素沉着性的皮肤病。内分泌异常是本病发生的原因，与妊娠、月经不调、痛经、失眠、慢性肝病及日晒等有一定的关系。临床主要表现为颜面中部有对称性蝴蝶状的黄褐色斑片，边缘清楚。

穴位

特效穴位包括气海、关元、太溪。再加上太冲(见041页)、肝俞(见124页)、脾俞(见124页)、肾俞(见105页)、命门(见107页)效果会更佳。

---

1 首先刮这里
▼ 气海

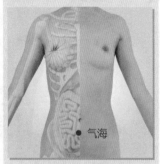

气海

位于下腹部，前正中线上，当脐中下1.5寸。

↓

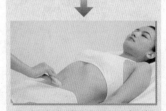

用刮痧板侧边刮拭气海穴，用力平稳，当有酸麻胀痛感时，停留约10秒，然后提起，反复10余次。

---

2 其次刮这里
▼ 关元

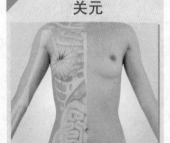

关元

位于下腹部，前正中线上，当脐中下3寸。

↓

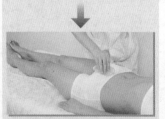

用刮痧板厚边刮拭关元穴，用力平稳，当有酸麻胀痛感时，停留约10秒，然后提起，反复10余次。

---

3 最后刮这里
▼ 太溪

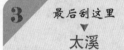
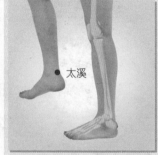

太溪

位于足内侧，内踝后方，当内踝尖与跟腱之间的凹陷处。

↓

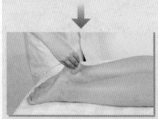

用角刮法刮拭太溪穴50次，力度适中，直至皮肤发红，皮下出现紫色痧斑、痧痕形成为止。

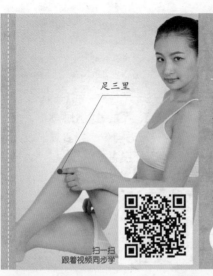

足三里

扫一扫
跟着视频同步学

脚气

○脚气俗称"香港脚"，是一种常见的感染性皮肤病，主要由真菌感染引起，常见的主要致病菌是红色毛癣菌。好发于足跖部和趾间，皮肤癣菌感染也可延及到足跟及足背。成人中70%~80%的人有脚气，其主要症状是足跖部和脚趾间瘙痒、脱皮、起疱、真菌传播等，甚至引起手癣。

穴位 特效穴位包括伏兔、犊鼻、足三里。再加上上巨虚(见049页)效果会更佳。

上巨虚(见049页)

皮肤科疾病

1 首先刮这里 ▼ 伏兔

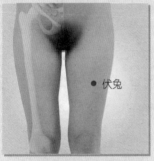

● 伏兔

位于大腿前面，当髂前上棘与髌底外侧端的连线上，髌底上6寸。

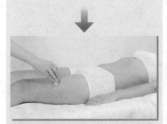

用刮痧板厚边刮拭伏兔穴50次，力度微重，以皮肤潮红为度。

2 其次刮这里 ▼ 犊鼻

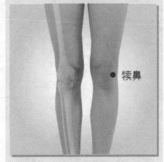

● 犊鼻

屈膝，位于膝部，髌骨与髌韧带外侧凹陷中。

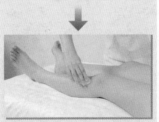

用刮痧板角部刮拭犊鼻穴50次，力度微重，以皮肤潮红为度。

3 最后刮这里 ▼ 足三里

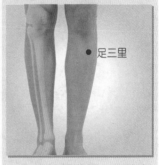

● 足三里

位于小腿前外侧，当犊鼻下3寸，距胫骨前缘一横指（中指）。

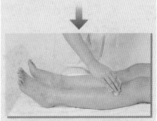

以刮痧板厚边为着力点，刮拭足三里穴50次，以出痧为度。

皮肤科疾病

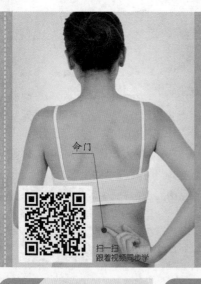

命门

扫一扫
跟着视频同步学

冻疮

○冻疮常见于冬季，是由于气候寒冷引起的局部皮肤出现红斑、肿胀性损害，严重者可出现水疱、溃疡，病程缓慢，气候转暖后自愈，易复发。以儿童、妇女和末梢血液循环不良者多见，这些患者常伴有肢体末端皮肤发凉、肢端发绀、多汗等表现。

穴位　特效穴位包括脾俞、肾俞、命门。再加上解溪(见130页)效果会更佳。

---

1 首先刮这里
▼
脾俞

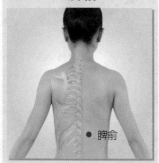

脾俞

位于背部，当第十一胸椎棘突下，旁开1.5寸。

↓

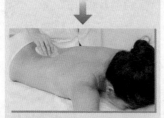

以刮痧板厚边为着力点，刮拭脾俞穴30次，手法宜轻，以出痧为度。

---

2 其次刮这里
▼
肾俞

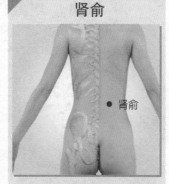

肾俞

位于腰部，当第二腰椎棘突下，旁开1.5寸。

↓

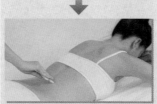

用刮痧板厚边刮拭肾俞穴50遍，力度适中，以出痧为度。

---

3 最后刮这里
▼
命门

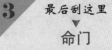

命门

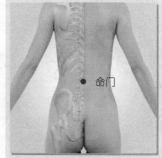

位于腰部，当后正中线上，第二腰椎棘突下凹陷中。

↓

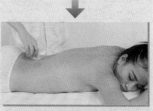

用刮痧板角部刮拭命门穴50次，力度轻柔，可不出痧。

皮肤科疾病

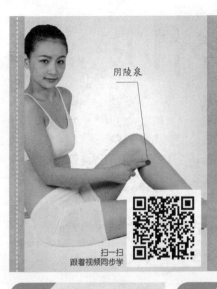

阴陵泉

扫一扫
跟着视频同步学

带状疱疹

○带状疱疹是由水痘-带状疱疹病毒所引起的，以沿单侧周围神经分布的簇集性小水疱为特征，常伴有明显的神经痛。发病前阶段，常有低热、乏力症状，将发疹部位有疼痛、烧灼感，持续1～3天，三叉神经带状疱疹可出现牙痛。本病春秋季的发病率较高，发病率随年龄增大而呈显著上升趋势。

穴位 特效穴位包括阴陵泉、三阴交、内庭。再加上血海(见037页)效果会更佳。

| **1** 首先刮这里 ▼ 阴陵泉 | **2** 其次刮这里 ▼ 三阴交 | **3** 最后刮这里 ▼ 内庭 |

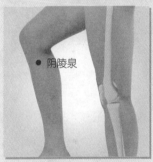

阴陵泉

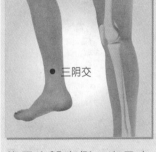

三阴交

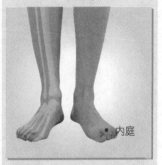

内庭

位于小腿内侧，当胫骨内侧髁后下方凹陷处。

位于小腿内侧，当足内踝尖上3寸，胫骨内侧缘后方。

位于足背，当二、三趾间，趾蹼缘后方赤白肉际处。

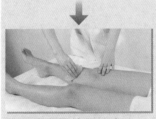

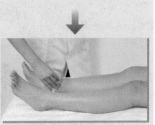

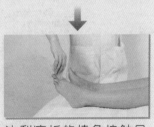

用大拇指揉按阴陵泉穴，然后再用刮痧板厚边刮拭阴陵泉穴50次，刮到不再出现新痧为止。

用大拇指揉按三阴交穴，然后再用刮痧板厚边刮拭三阴交穴50次，刮到不再出现新痧为止。

让刮痧板的棱角接触足部内庭穴，自上而下或由里向外刮拭50次，可不出痧。

皮肤科疾病

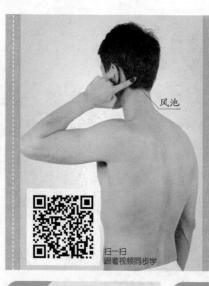

风池

神经性皮炎

○神经性皮炎是一种慢性皮肤神经官能症，也称为慢性单纯性苔藓。其致病原因目前尚不十分清楚，一般认为与神经功能紊乱或过敏等有关。本病好发于身体摩擦部位，临床上以病变局部奇痒，搔抓后呈丘疹状，日久皮肤形成苔藓化，皮纹变深，皮肤局部肥厚、干燥为特征。

穴位 特效穴位包括风池、膈俞、气海。再加上合谷（见040页）、阳陵泉（见104页）、足三里（见094页）效果会更佳。

---

1 首先刮这里
▼
风池

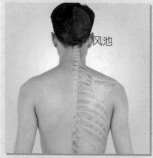

风池

位于项部，当枕骨之下，与风府相平，胸锁乳突肌与斜方肌上端之间的凹陷处。

↓

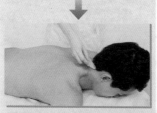

用刮痧板角部重刮后颈部风池穴50次，直至皮下出现紫色痧斑、痧痕为止。

---

2 其次刮这里
▼
膈俞

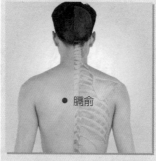

● 膈俞

位于背部，当第七胸椎棘突下，旁开1.5寸。

↓

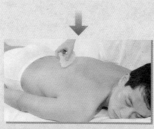

用刮痧板侧边刮拭膈俞穴50次，力度适中，手法连贯，以出痧为度。

---

3 最后刮这里
▼
气海

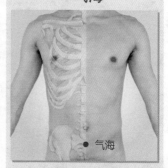

● 气海

位于下腹部，前正中线上，当脐中下1.5寸。

↓

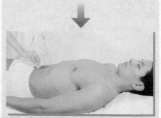

用刮痧板角部刮拭气海穴，当有酸麻胀痛感时停留约10秒，然后提起，反复10余次。